ÉTUDE

SUR LES

TROUBLES NERVEUX RÉFLEXES

OBSERVÉS DANS

LES MALADIES UTÉRINES

PAR

Raoul BOUSSI
Docteur en médecine de la Faculté de Paris,
Ex-interne des hôpitaux de Paris,
Membre de la Société clinique,
Médailles de bronze de l'Assistance publique (1879).

PARIS
V. ADRIEN DELAHAYE et Cie LIBRAIRES-EDITEURS
PLACE DE L'ECOLE-DE-MÉDECINE

1880

ÉTUDE

SUR LES

TROUBLES NERVEUX RÉFLEXES

OBSERVÉS DANS

LES MALADIES UTÉRINES

PAR

Raoul BOUSSI

Docteur en médecine de la Faculté de Paris,
Ex-interne des hôpitaux de Paris,
Membre de la Société clinique,
Médailles de bronze de l'Assistance publique (1879).

PARIS

V. ADRIEN DELAHAYE et Cie LIBRAIRES-EDITEURS

PLACE DE L'ECOLE-DE-MÉDECINE

1880

A LA MEMOIRE VÉNÉRÉE DE MON PÈRE

A MA FAMILLE

A MES AMIS

A MES MAITRES DANS LES HOPITAUX
DE POITIERS ET DE PARIS

A MON MAÎTRE ET PRÉSIDENT DE THÈSE

M. LE PROFESSEUR VERNEUIL

ÉTUDE

SUR LES

TROUBLES NERVEUX RÉFLEXES

OBSERVÉS

DANS LES MALADIES UTÉRINES

AVANT-PROPOS.

Pendant longtemps l'hystérie fut considérée comme symptomatique d'une lésion de l'utérus ou de ses annexes. Aujourd'hui, les auteurs classiques, grâce aux travaux de Briquet, Bernutz, Charcot, etc., reconnaissent à l'hystérie une existence indépendante et la classent dans les névroses primitives, idiopathiques.

Le nombre d'hystériques sans lésions concomitantes des organes génitaux est, en effet, considérable ; mais si la question est jugée pour l'hystérie bien caractérisée, il s'en faut qu'elle le soit pour certains troubles nerveux hystériformes qui coexistent souvent avec les maladies génitales.

Pour la plupart des gynécologistes, ces troubles nerveux sont sympathiques, réflexes de lésions utérines. Telles sont les névralgies, les hyperesthésies, les anesthésies, les dyspepsies, les paralysies, etc.

Pendant mon internat chez M. Dumontpallier, en 1878, je fus à même d'observer un grand nombre de maladies utérines et de maladies nerveuses. Souvent, je constatais chez la même malade des lésions utérines et des troubles nerveux ; mais je fus très étonné de ne pas trouver de relations de cause à effet entre l'affection utérine et les phénomènes nerveux concomitants.

Pour juger cette question et quelques autres, je me mis à recueillir, du 1er avril 1878 jusqu'au 1er janvier 1880, les observations de toutes les malades du service atteintes d'affections génitales ou de troubles nerveux.

Il serait fastidieux de publier ces observations *in extenso.* Mon travail consistera simplement dans une revue et dans une discussion des faits passés sous mes yeux pendant vingt mois environ.

DIVISION DU SUJET

Restreignant mon cadre à l'étude des troubles nerveux réflexes observés dans le cours des maladies des organes génitaux de la femme, je me bornerai à l'analyse des observations de ces maladies accompagnées ou non de troubles nerveux.

Je n'ai pris que les observations des femmes traitées dans le service. Les malades de l'extérieur examinées au spéculum sont moins gravement atteintes et l'on ne peut suivre facilement l'évolution de leurs affections.

Cependant, mes études portent sur 133 observations. Sur ce nombre, je n'ai trouvé que 46 fois des troubles nerveux réflexes sympathiques.

Comme trouble nerveux, on doit considérer tout phénomène qui a pour siège le système nerveux. Mais ici je ne traiterai que des troubles nerveux qualifiés de réflexes ou sympathiques.

Je ne cite donc que pour mémoire la douleur, principal symptôme des maladies des organes génitaux.

La douleur dans les maladies génitales offre quelques caractères particuliers fort bien décrits dans tous les auteurs; je me contenterai de les rappeler.

La douleur est spontanée ou provoquée. La dénomination de douleur spontanée doit être donnée à la douleur qui se produit par l'effet d'une compression ou d'un tiraillement intérieurs.

« Les divers sièges de la douleur, dit Courty (1), sont au

(1) Courty. Traité pratique des maladies de l'utérus et des annexes, 1866.

nombre de six: trois principaux et trois accessoires, sans compter les irradiations douloureuses. »

Les trois sièges principaux sont les régions lombaires, hypogastriques et iliaques.

La douleur lombaire siège profondément dans la région rénale. Elle est souvent due aux tiraillements des ligaments utéro-sacrés. L'irradiation rénale peut aussi s'expliquer par ce fait que l'utérus reçoit des nerfs du plexus rénal.

La douleur hypogastrique siège au-dessus du pubis. Elle paraît avoir son point de départ dans l'utérus même; elle est plus souvent provoquée que spontanée.

Les douleurs iliaques sont des névralgies iléo-lombaires. On doit les considérer comme des douleurs réflexes, car les nerfs lombaires n'envoient aucun filet nerveux à l'utérus. Cependant leur fréquence les faisant rentrer dans la symptomatologie des maladies utérines, je n'en dirai qu'un mot. Leur siège le plus ordinaire est à gauche ; ce qui est la règle pour la plupart des névralgies chez la femme. On peut dire de cette névralgie qu'elle est aux affections utérines ce que la névralgie intercostale est aux affections pulmonaires, c'est pour ainsi dire le point de côté utérin.

« Les trois sièges accessoires de la douleur, dit Courty, sont : l'anus ou le périné, le vagin ou le col de l'utérus, la profondeur du bassin. »

Les douleurs peuvent offrir plusieurs caractères : elles sont violentes, pulsatiles, déchirantes, brûlantes ; ou bien sourdes, profondes, gravatives, etc.; enfin elles peuvent être continues, rémittentes, intermittentes.

Parmi les douleurs intermittentes, il faut citer les névralgies, les coliques et les douleurs expulsives. J'élimine aussi le ténesme rectal ou vésical, qui survient dans les cas d'extension inflammatoire ou néoplasique au rectum ou à la vessie.

Bref, je ne m'occuperai que des phénomènes nerveux siégeant

sur des branches nerveuses autres que celles qui se rendent aux organes génitaux.

Les nerfs de l'utérus viennent des plexus hypogastriques et ovariens. Le premier reçoit des branches de la troisième et de la quatrième paire sacrée. Parmi les nerfs de la vie de relation le plexus sacré seul innerve l'utérus. Ses douleurs et ses irradiations douloureuses font donc partie de la symptomatologie utérine, et à plus juste titre que les névralgies iléo-lombaires ; je n'en parlerai donc pas.

En résumé, dans cette étude sur les troubles nerveux des maladies génitales, il est bien entendu que je ne tiendrai aucun compte des différentes sortes de douleurs que je viens d'énumérer.

Mon sujet étant ainsi limité je le diviserai en deux parties:

Dans la première, j'étudierai les troubles nerveux dans les différentes catégories d'affections génitales.

Dans la deuxième, je discuterai la nature de ces troubles et leur relation avec les lésions utérines.

PREMIÈRE PARTIE

CHAPITRE PREMIER.

DES TROUBLES NERVEUX DANS LES AFFECTIONS UTÉRINES PUERPÉRALES.

Les maladies utérines se divisent en puerpérales et non puerpérales.

Les puerpérales sont : la métrite puerpérale, la lymphangite, la péritonite, les phlegmons des ligaments larges et du petit bassin, la phlébite, l'érysipèle, etc.

Je n'ai pas souvent eu l'occasion d'observer des troubles nerveux dans ces affections. Je ne pensais pas à ces accidents lorsque j'étais interne de M. Lancereaux, à Saint-Antoine, dans le service des femmes en couches. Cependant si ma mémoire ne me fait pas défaut, les malades ne présentaient aucun des troubles nerveux réflexes ; elles n'avaient que le délire fébrile et les douleurs symptomatiques de ces affections.

La théorie, du reste, confirme mes souvenirs, puisque suivant le vieil adage, « febris spasmos solvit. »

Depuis que mon attention a été attirée sur ce sujet, j'ai observé à ce point de vue un certain nombre de maladies puerpérales chez MM. Dumontpallier et Constantin Paul. Ces observations confirment la théorie. Cependant plusieurs de ces malades étaient hystériques. J'ai constaté, en effet, des lymphangites chez des nervosiques ; des métrites chez des hystériques, entre autres une métrite puerpérale consécutive à une insertion vicieuse. Malgré l'hystérie, malgré l'anémie profonde résultant d'abondantes hémorrhagies, malgré la version aucun trouble nerveux n'est survenu.

CHAPITRE II.

AFFECTIONS UTÉRINES NON PUERPÉRALES.

Pour étudier les troubles nerveux des différents genres d'affections génitales en dehors de la puerpéralité, nous les grouperons de la façon suivante :

1° *Affections inflammatoires*:

a. Métrites. — Nous les diviserons en métrite interne ou muqueuse et en métrite parenchymenteuse. Chacune de ces métrites peut être aiguë ou chronique. La métrite interne aiguë s'accompagne fréquemment d'hémorrhagie; c'est la métrite hémorrhagique. Dans la métrite interne chronique ou métrite catarrhale nous rangerons les ulcérations et les fongosités.

La métrite parenchymateuse aiguë comprend deux sous variétés, la métrite virginale et la métrite post-puerpérale.

La métrite parenchymateuse chronique comprend l'engorgement et l'hypertrophie du col.

b. Pelvi-péritonites appelées aussi phlegmons péri-utérins, inflammations circum-utérines, péri-métrites, etc. Nous y ferons rentrer les ovarites, les salpingites et les phlegmons des ligaments larges.

2° *Affections néoplasiques* :

a. Corps fibreux et polypes.
b. Cancers de l'utérus.
c. Cancers et kystes des ovaires.

3° *Changements de situation*. — On les divise en déplacements, déviations, flexions et inversion.

4° Dans une quatrième catégorie je comprendrai les *avortements et l'hématocèle*.

5° *Grossesses*.

6° *Maladies de la vulve et du vagin* (vaginite).

Avant d'étudier les troubles nerveux qui peuvent exister dans chacune de ces affections, remarquons qu'il ne faut pas prendre la leucorrhée, l'aménorrhée, la dysménorrhée, la métrorrhagie pour des maladies utérines. Ces troubles sont des symptômes qui relèvent soit d'une maladie utérine, soit de l'état général, d'une diathèse par exemple. Ainsi l'aménorrhée peut être symptomatique d'anémie ou de tuberculose. La leucorrhée de scrofule, d'anémie, de tuberculose, etc. L'hémorrhagie peut être symptomatique soit d'un état local, corps fibreux, cancer ; soit d'un état général, fièvre typhoïde (épistaxis utérine), nervosisme, ainsi que nous le montrerons plus loin en parlant du retentissement des troubles nerveux sur les organes génitaux.

J'ai pris indistinctement toutes les observations, car l'opinion sur ce sujet sera d'autant mieux assise que l'on aura embrassé un plus grand nombre de faits.

CHAPITRE III.

MÉTRITES.

Le nombre de nos observations de métrites est relativement peu considérable, malgré la fréquence de ces affections. La raison en est que dans les services on ne reçoit pas souvent les métrites simples ; on se borne à les faire venir au spéculum.

En 1878, dans le service M. Dumontpallier, à la Pitié, j'ai observé 17 métrites :

3 métrites parenchymateuses chroniques.
4 métrites catarrhales.
6 métrites ulcéreuses.
3 métrites hémorrhagiques.
1 congestion utérine.

8 étaient exemptes de troubles nerveux.

Les voici résumées :

I. — Métrite parenchymateuse chronique; ulcération du col; névralgie iléo-lombaire droite qui persiste après la guérison ; syphilis (psoriasis palmaire) ; hystérie antérieure.

Couturière de 30 ans, réglée à 12 ans, trois mois d'intervalle entre les premières et les deuxièmes règles. Quatre grossesses. Malade depuis une fausse-couche de trois mois accompagnée d'une métrorrhagie de cinq semaines.

II. — Métrite catarrhale ; nervosisme antérieur ; douleurs abdominales et lombaires très vives avec exacerbation.

Horlogère de 25 ans. Nullipare.

III. — Métrite catarrhale ; douleurs hypogastriques ; anémie.

Femme de 24 ans, trois grossesses; malade depuis la dernière, il y a quatre mois.

IV. — Métrite catarrhale ; douleurs hypogastriques ; anémie.

Femme de 24 ans. Primipare ; malade depuis quatre mois.

V. — Métrite ulcéreuse légère ; arthrite sèche du genou gauche ; hystérie antérieure.

Le 26 juin 1878 entre au numéro 25 de la salle Sainte-Eugénie une institutrice âgée de 30 ans. Cette malade, de mœurs légères, vient pour son genou et ses flueurs blanches. Ses traits sont tirés, elle est anémique et épuisée.

Réglée à 14 ans, irrégulièrement ; dysménorrhée jusqu'à 18 ans. A cet âge, les règles s'arrêtent brusquement pendant dix-huit mois environ. De 20 à 25 ans elle est assez bien réglée ; mais l'écoulement est peu abondant et ne dure qu'un ou deux jours. Depuis deux ans elle n'est menstruée que tous les deux ou trois mois. Tous les sept ou huit mois elle a une perte assez abondante. Elle eut la dernière en avril dernier.

On constate chez elle une légère ulcération du col.

Elle ne présentait aucun trouble nerveux, mais elle est hystérique, car elle est sujette aux attaques de nerfs.

Je la rendais complètement insensible par l'application de plaques de cuivre.

Ainsi, chez cette femme nerveuse une simple application de cuivre a produit un plus grand effet sur son système nerveux qu'une légère ulcération du col, lésion utérine qui passe pour avoir un si grand retentissement sur tout l'organisme !

VI. — Métrite ulcéreuse légère ; exulcération et sécrétion muco-purulente du col ; vaginite aiguë.

21 ans, ouvrière, réglée à 15 ans, se plaint de flueurs blanches et de douleurs hypogastriques depuis trois semaines. Nullipare.

Ici nous avons très probablement affaire à une métrite blennorrhagique.

VII. — Métrite ulcéreuse ; douleurs hypogastriques depuis dix-huit ans, plus intenses actuellement.

40 ans. Réglée à 17 ans. Il y a vingt ans elle eut le ver solitaire, sujette aux migraines depuis l'âge de 18 ans.

VIII. — Congestion utérine avec douleurs rénales et abdominales accompagnées de ménorrhagie ; nervosisme antérieur.

Femme de 28 ans, maigre, fatiguée, éprouvée par les chagrins, d'une conduite irrégulière. Règles à 17 ans, huit jours de durée avec abondance. Chlorose à 19 ans. Elle est pâle ; mais pas de bruit de souffle dans les vaisseaux. Nullipare.

9 présentaient des troubles nerveux.

I. — Métrite chronique parenchymateuse ; rétroversion ; légère anémie ; nervosisme antérieur.

Le 3 mai 1878, entre au numéro 30 une Alsacienne, âgée de 30 ans, de forte constitution. Sa mère est morte poitrinaire à 32 ans.

Cette malade a été réglée à 18 ans, a toujours eu des règles irrégulières, Plusieurs jours avant l'arrivée des règles elle était prise de battements dans la tête, sur les yeux et les tempes et de violentes douleurs de reins.

Elle eut deux grossesses. La deuxième couche fut difficile.

Elle se plaint de névralgies iléo-lombaires.

On constate un col gros, rouge, un utérus lourd, volumineux et une rétroversion. On met un pessaire qui ne diminue les douleurs que pendant quelques jours. On place deux vésicatoires sur les points douloureux sans résultats. La malade est légèrement anémique. Bruit de souffle diastolique artériel au cou. Embonpoint conservé.

Les troubles nerveux dominent la scène.

Elle se plaint de maux de tête continus. Elle est d'une grande tristesse, tristesse déterminée par des affaires de famille.

Les mains transpirent à la moindre émotion, la sensibilité est émoussée des deux côtés. On lui traverse le bras sans la faire sourciller. Elle a de tout temps été dure au mal.

Elle se plaint de névralgies multiples.

Elle ne peut lire de l'œil gauche, mais elle distingue les couleurs.

J'essaie en vain l'or, l'argent, le cuivre et le zinc contre l'insensibilité.

Mais sous l'influence de plaques d'étain, de fer, ou de morceaux de bioxyde de manganèse, elle éprouve de l'engourdissement dans le bras et la sensibilité revient momentanément sous les plaques.

J'applique sur la région frontale gauche soit du fer, soit de l'étain, soit du manganèse, et l'œil gauche, qui ne pouvait distinguer suffisamment les lettres pour les grouper, peut, cinq minutes après, lire quelques lignes sans hésitation.

Cette amélioration n'est que passagère.

On lui administre du fer à l'intérieur.

D'après la théorie de M. Burq, quand un malade est sensible à la fois à plusieurs métaux il est dans de mauvaises conditions pour la guérison ; aucun des métaux n'agit assez activement. Cette observation est un fait à l'appui de sa théorie : à l'extérieur chaque métal avait une action limitée ; à l'intérieur le fer améliora l'état général, calma les maux d'estomac, mais n'agit que très lentement.

Ainsi au mois d'août la malade n'était pas encore rétablie ; elle souffrait toujours, surtout dans le bas-ventre et les reins, malgré le pessaire.

Elle sortit au milieu d'août guérie de son affection utérine ; mais elle se plaignait toujours de ses douleurs. Son insensibilité persistait ainsi que sa tristesse. Dans les cas comme celui-là où l'administration intérieure d'un seul métal est insuffisante, il y aurait peut-être lieu d'administrer à la fois tous les métaux auxquels la malade est sensible.

M. Hamon (de Bruxelles) a depuis longtemps remarqué les bons effets de l'association du fer et du manganèse contre certaines chloroses. Il est fort probable que notre malade se serait mieux trouvée de cette médication combinée.

. — Métrite chronique parenchymateuse ; rétroversion ; légère anémie ; hystérie antérieure.

Le 1er juillet, la veilleuse, jeune veuve de 25 ans, est obligée de prendre le lit à cause de douleurs abdominales

Réglée à 15 ans, elle a toujours été irrégulièrement menstruée. Elle est souvent deux ou trois mois sans avoir ses règles qui ne durent que deux jours. Sur trois grossesses, elle eut quatre garçons, sa deuxième grossesse ayant été double. A ce dernier accouchement elle eut une métrorrhagie abondante qui exigea le tamponnement. Depuis lors elle eut toujours mal au ventre.

La deuxième couche se fit à la Pitié, à l'âge de 23 ans. Elle eut encore une hémorrhagie telle qu'on fut sur le point de lui faire la transfusion. Pendant cinq jours elle eut la langue paralysée et resta sans connaissance.

Etat actuel. — Névralgie iléo-lombaire gauche, gros utérus, rétroversion, pour laquelle elle porte un pessaire depuis longtemps. Légère anémie, murmure continu au cou.

Sa maladie de matrice date de son deuxième enfant, mais elle a été entretenue par un coït exagéré et son état nerveux.

En effet, elle a des attaques depuis l'âge de 15 ans. Etant fille de salle à la Salpêtrière elle eut le côté gauche insensible.

Actuellement : caractère mobile, boule hystérique, hémianesthésie gauche complète, la langue est insensible, le goût et l'odorat sont perdus. Elle partit en octobre étant mieux de son affection utérine, mais avec les mêmes troubles nerveux qu'à son entrée.

Je lui ai appliqué quatre plaques d'or sur l'avant-bras gauche. Le lendemain, la sensibilité était revenue sous les plaques et à quelques centimètres au-dessus et au-dessous. Les plaques enlevées, la sensibilité disparaissait au bout de quelques heures ; mais elle revenait chaque fois que j'appliquai l'or.

Je lui fis aussi plusieurs fois des injections d'or au 1/200e. Immédiatement elle éprouvait une sensation de brûlure, des fourmillements au niveau de la piqûre, le refroidissement de la main et le retour de la sensibilité dans une zone de 10 centimètres.

Les injections d'or produisirent sur elle un effet de même intensité et de même nature que l'application des plaques.

(J'ai fait bien des injections d'or à des hystériques, j'ai toujours obtenu un effet semblable à celui que j'obtenais avec les plaques, il était même plus instantané avec l'injection. Cependant la plupart du temps l'emploi des injections ne me paraît pas utile; d'autant plus que quelquefois il peut se former un petit phlegmon autour de la piqûre. Il ne faudrait pourtant pas exagérer cet inconvénient qui n'est pas plus fréquent ici que dans les injections d'ergotine.)

III. — Métrite catarrhale du col ; quelques troubles nerveux dus à l'alcoolisme.

Le 18 avril 1878 entre au numéro 30 une jeune femme vigoureuse, grasse, âgée de 28 ans, se plaignant de névralgies iléo-lombaires et d'un point coccygien.

Cette femme, réglée à 15 ans, mariée à 17 ans, a fait une couche et une fausse couche.

Actuellement, elle est atteinte de métrite catarrhale. En outre des douleurs précitées elle se plaint d'insomnie, de pituites, de nausées, de crampes et de fourmillements dans les membres. Il faut mettre ces symptômes sur le compte d'excès de boissons. Elle avoue prendre avec exagération du café et des liqueurs; et pour calmer ses pituites elle boit du vulnéraire et de l'eau de mélisse. Elle sort améliorée le 12 mai.

IV. — Métrite ulcéreuse; rétroversion; anémie; névralgie intercostale gauche du dernier espace.

Brune de 24 ans de forte constitution. Un pessaire redressa la rétroversion sans faire disparaître la douleur. Elle sortit guérie de l'ulcération utérine, mais la névralgie persistait encore.

V. — Métrite ulcéreuse et nervosisme antérieur.

En juin 1878 entre dans la salle Sainte-Eugénie une malade, âgée de 32 ans, qui se plaint de douleurs hypogastriques et iliaques.

Elle a été réglée à 15 ans; à 16 ans, après un refroidissement, elle a été huit mois sans rien voir apparaître. Pendant cette aménorrhée elle était très faible, pâle, et son estomac se gonflait facilement.

Elle a eu sept enfants; il lui en reste six. Elle les a tous nourris dix mois. Elle nourrit actuellement son septième qui n'a que trois mois.

Son ulcération utérine date de l'année dernière. Elle venait se faire cautériser chez M. Lanceraux. On ne savait pas au début qu'elle était enceinte. Ces cautérisations, continuées jusqu'au quatrième mois de la grossesse, ne la firent pas avorter.

L'ulcération persiste.

Elle est très maigre et légèrement anémique.

Troubles nerveux actuels: elle est impressionnable, agitée, étourdie, emportée; elle tremble des lèvres et des mains et présente une grande mobilité de la face; son sommeil est agité, elle rêve à des chiens et des rats. Céphalalgie frontale, vertiges. Elle entend un bruit de fer qui tombe. Sensibilité émoussée aux deux avant-bras. Tous ces accidents existaient deux ans avant ses douleurs hypogastriques et sa métrite qui ne datent que d'un an.

Elle a des pituites depuis trois ans.

Elle attribue toutes ses misères aux émotions qu'elle éprouva pendant le siège de Metz.

Mais on reconnaît parmi ces symptômes bien des signes de l'alcoolisme; elle ne cache pas qu'elle aime bien boire et qu'elle prend beaucoup de café.

Les 27 août, jour de son départ, l'ulcération du col est guérie; mais les troubles nerveux persistent. Elle va prendre du fer qui, dit-elle lui, a toujours réussi.

Dans cette observation, il faut attribuer les troubles nerveux au nervosisme déterminé par l'épuisement consécutif à sept allaitements successifs et à l'alcoolisme qui, de son côté, est une cause occasionnelle de nervosisme.

VI. — Métrite ulcéreuse ; hystérie antérieure.

Au numéro 4, entre le 28 août 1878 une jeune femme aux mœurs légères et s'adonnant à la boisson. Elle se plaint de douleurs dans l'aine gauche.

Elle a été réglée à 12 ans. A 13 ans les règles se sont arrêtées dix-huit mois à la suite d'une fièvre scarlatine. Elle est toujours malade et très énervée huit jours avant l'arrivée des règles qui durent trois jours. Elle eut deux grossesses.

L'année dernière, après des excès vénériens, ses règles s'arrêtèrent. Quelque temps après survinrent des pertes déterminées par un coït exagéré pendant les règles. Elle fut traitée par M. Blachez qui diagnostiqua un catarrhe utérin.

Il y a un mois, les règles se supprimèrent après les mêmes abus. C'est à cette époque qu'elle fait remonter sa douleur et ses pertes blanches. On constate une légère ulcération du col.

Elle se plaint aussi de perte d'appétit et de maux d'estomac.

Elle n'est pas anémique et n'a pas de bruit de souffle. Elle est insensible de tout le membre supérieur gauche.

J'applique l'or et le zinc sans résultat.

Le fer, au contraire, ramène la sensibilité au bout de dix minutes sous les plaques, en un jour, dans tout le membre.

Ces troubles nerveux relèvent de l'hystérie.

Cette femme, en effet, est très colère et très impressionnable, elle a souvent la boule. Jusqu'à 17 ans, elle eut la migraine.

Vers 13 ou 14 ans elle perdait souvent connaissance sans raison.

A 19 ans, pendant une grossesse, elle eut fréquemment des attaques de nerfs et des épistaxis abondantes. On administre à cette malade une préparation ferrugineuse. Elle s'en trouva bien; les maux d'estomac disparurent. Du reste, elle avait déjà éprouvé les bons effets du fer à une époque où elle était anémique après une de ses couches.

VII. — Métrite interne hémorrhagique ; insensibilité complète et générale, excepté à la paume des mains et à la plante des pieds ; nervosisme et gastralgie antérieurs.

Femme de 28 ans, réglée à 10 ans. Elle fut guérie par trois cautérisation de teinture d'iode dans la cavité utérine, mais l'insensibilité persista.

VIII. — Métrite interne hémorrhagique; hystérie antérieure; légère anémie.

Vers la fin d'octobre entre au n° 9 une domestique âgée de 25 ans.

Elle vient pour une perte survenue pendant ses règles.

Elle fut réglée à 12 ans et 1 mois. Il y eut un intervalle de trois mois entre ses premières et deuxièmes règles; puis elle fut réglée régulièrement trois ou quatre jours par mois. L'arrivée des menstrues a lieu sans douleurs; mais elle s'accompagne de frissons et de fièvre.

Les règles étaient passées, qu'une forte contrariété les fit revenir et le coït entretint la ménorrhagie.

En résumé, elle eut une perte qui dura une quinzaine de jours et nous constatâmes un ulcère du col utérin. Une seule cautérisation dans la cavité utérine avec de la teinture d'iode fut suffisante pour faire disparaître la ménorrhagie.

Elle est anémique, mais n'a pas de souffle au cou; son teint est jaune, ses traits tirés, sa face un peu mobile; elle a le clou et la boule; elle tremble, elle saigne du nez dès qu'elle est en colère et elle a de l'ovarie orsqu'on presse la région hypogastrique et non la région iliaque. En effet, quand on presse l'hypogastre on détermine une douleur profonde qui lui monte au cœur et l'étouffe. Elle devient rouge et transpire. Si vous continuez la pression, vous lui donnez des attaques de nerfs.

Elle a du reste des attaques de nerfs depuis longtemps. Sa mère en avait. Le café l'agite au point qu'elle ne peut en prendre.

Enfin, elle a des envies de vomir le matin, des maux d'estomac et la tête lourde.

5 décembre, l'utérus est guéri, mais elle est prise de temps à autre d'attaques de nerfs dans lesquelles elle se met en arc de cercle et sa figure exprime la lubricité. Pendant l'attaque elle est insensible. En dehors des attaques elle est sensible; mais l'application du zinc la rend insensible sous les plaques tant la sensibilité est mobile chez elle par le fait de son hystérie.

IX. — Métrite interne, hémorrhagique; rétroversion; hystérie antérieure; névralgies intercostales gauches des derniers espaces.

Femme de 32 ans, réglée à 14 ans. L'avant-bras gauche était insensible. J'applique 6 plaques d'or. Le soir la sensibilité était revenue et persista.

En 1879, dans le service de M. Constantin Paul, à Lariboisière, j'ai observé 18 métrites :

11 métrites ulcéreuses.

3 congestions utérines, dont une était accompagnée de métrorrhagie.

3 métrites hémorrhagiques.

2 métrites parenchymateuses chroniques.

11 ne présentaient aucun trouble nerveux.

En voici l'énumération :

I. — Métrite ulcéreuse.

Brune de 24 ans réglée à 15 ans. Ulcération d'un rouge vif, large comme une pièce de 2 francs. Elle perd en blanc et ne souffre que lorsqu'elle marche.

II. — Métrite ulcéreuse; nervosisme antérieur.

Femme de 29 ans, réglée à 12 ans.

III. — Métrite avec ulcération, rouge vif du col, sans souffrance aucune; anémie.

Femme de 25 ans environ, réglée à 19 ans.

IV. — Métrite ulcéreuse ; col très volumineux.

Malade depuis depuis deux mois. Ne peut rester couchée, ni assise. Règles à 11 ans et demi.

V. — Métrite ulcéreuse consécutive à une fausse couche de trois mois; ménorrhagie légère.

Femme de ménage de 35 ans, réglée à 13 ans.

VI. — Métrite avec ulcération de la lèvre postérieure du col; relâchement des parois vaginales: $0^{m},085$ à l'hystéromètre; douleurs hypogastriques et sacrées, expulsives au moment des règles.

Femme de 24 ans. Ses règles apparurent pour la première fois à 10 ans; mais elles ne s'établirent définitivement qu'à 11 ans. Multipare.

VII. — Métrite avec ulcération rouge vif, large comme une pièce de 5 francs, occupant les deux lèvres du col.

Début il y a trois mois par refroidissement pendant les règles qui se supprimèrent deux ou trois jours pour revenir quelques jours après. Ménorrhagie pendant un mois.

Depuis la maladie les règles reviennent régulièrement, mais leur apparition est douloureuse. Femme délicate de 22 ans, réglée à 10 ans, régulièrement pendant huit jours, mais quatre ou cinq jours avec abondance.

Travaillait dans les mines de charbon où elle se portait moins bien qu'à Paris. Elle avait toujours mal à l'estomac; ces accidents ont disparu à Paris. L'affection utérine ne les a pas fait revenir. Mère morte en couches. Père mort de la poitrine. Une sœur hystérique.

VIII. — Congestion utérine aiguë, suite de coït exagé; utérus normal, mais douloureux; névralgies iléo-lombaires droites.

Normande de 19 ans, nullipare, réglée à 15 ans.

IX. — Congestion utérine, suite d'excès de coït et de refroidissement pendant les règles; névralgies lombaires gauches.

L'utérus, douloureux et volumineux lors de l'entrée à l'hôpital, diminue considérablement en quelques jours sous l'influence du repos. Cinq jours après les névralgies disparaissent. Marchande des quatre saisons, âgée de 39 ans, vigoureuse, réglée à 16 ans. 9 grossesses; s'est toujours levée trois jours après. Fausse couche et péritonite consécutive il y a neuf ans. Aucune trace appréciable.

X. — Métrite hémorrhagique sans aucun trouble nerveux et même sans aucune douleur; corps utérin volumineux.

19 ans. Règles à 13 ans. Nervosisme antérieur. Multipare.

XI. — Métrite parenchymateuse chronique avec catarrhe abondant et ulcération de l'orifice; anémie profonde.

Elle entre le 9 mai 1879. A sa sortie elle est soignée à la visite du spéculum jusqu'au 28 août. A cette époque la lésion utérine est guérie. Mais l'anémie persiste ainsi que le mauvais état général.

7 métrites s'accompagnaient de troubles nerveux :

I. — Métrite ulcéreuse et granuleuse; palpitations; névralgies intercostales, cauchemars, vapeurs, maux d'estomac depuis l'enfance, douleurs erratiques dans les membres, pleurs et ris sans motifs, faiblesse sans anémie.

Elle sort guérie de l'affection utérine, mais tous les troubles nerveux persistent. Cuisinière de 30 ans, réglée à 11 ans.

II. — Métrite ulcéreuse; nervosisme antérieur.

Le 22 mars 1879 entre, au n° 17, une femme de 38 ans, atteinte d'une métrite ulcéreuse caractérisée par un utérus volumineux et une ulcération large comme une pièce de 5 francs.

Cette femme, réglée à 15 ans, a toujours eu de la dysménorrhée. Sa fille, âgée de 19 ans, est également affectée de cet accident.

Elle a eu 5 enfants.

Elle n'est pas anémique, n'a pas de souffle dans les vaisseaux.

On attribue la sensation de pesanteur qu'elle éprouve sur le siège à la graisse dont est chargé son abdomen. Cependant une ceinture hypogastrique ne produit pas une grande amélioration. Du reste, cette femme se plaint d'accidents nerveux indépendants de son affection utérine. Elle a une grande mobilité de la face et des lèvres, des étourdissements, des vertiges, de la céphalalgie et tremble à tout propos. Après avoir mangé elle devient pourpre.

Depuis quatre ans, elle a souvent envie de pleurer, elle est triste. Elle a le clou et la boule. Pendant cinq ans elle eut une toux nerveuse analogue à la toux de la coqueluche.

A la fin de juillet, elle est guérie de son ulcération. Cependant, les congestions à la face, les maux de tête, les tremblements, le malaise général, tout persiste.

III. — Métrite avec ulcération considérable de la lèvre antérieure.

Femme de 25 ans. Les règles apparurent à 15 ans, se supprimèrent et ne revinrent qu'à 18 ans. Ses règles devinrent irrégulières à partir de son mariage. Cependant couches faciles ; elle s'est toujours levée dès le lendemain. Les dernières couches eurent lieu il y a six ans. Elle a toujours eu des douleurs et de la pesanteur dans le ventre depuis cette époque. Actuellement boule qui l'étouffe, douleurs à la nuque et entre les deux épaules, dyspepsie. Mais elle est hystérique. A la campagne elle se portait bien. Depuis un an de séjour à Paris elle a des attaques de nerfs.

IV. — Métrite ulcéreuse ; lèvre antérieure ramollie, volumineuse, rouge, exulcérée ; leucorrhée, etc. ; cystocèle, incontinence d'urine ; accouchée au forceps il y a dix ans ; pesanteur dans le bas ventre depuis cette époque.

Couturière de 23 ans. Multipare.

Chagrins, mauvaises conditions hygiéniques, privations. Anémie. Analgésie du côté gauche. Diminution de l'acuité visuelle de l'œil gauche. Tremblement des lèvres, mobilité de la face, tympanisme, grande faiblesse.

Un pessaire diminuant la cystocèle empêche l'incontinence pendant quelques semaines. L'ulcération guérie, les troubles nerveux persistent. Ils sont la conséquence de l'anémie, des chagrins et des mauvaises conditionshygiéniques de la malade.

V. — Congestion utérine avec ménorrhagie déterminée par excès de coït; utérus volumineux et douloureux; syphilis; nervosisme antérieur; actuellement : analgésie presque généralisée, plus marquée aux membres supérieurs, névralgie lombaire, double tympanisme, boule.

Des plaques de zinc font disparaître momentanément l'analgésie. Après la guérison de la congestion utérine et des ménorrhagies, le nervosisme persiste. Allemande vigoureuse de 19 ans, réglée à 13 ans. Nullipare.

VI. — Métrite hémorrhagique; hystérie antérieure.

Ouvrière de 18 ans, règles à 17 ans, sept jours de durée. Elle vient avec une telle dyspnée qu'au premier abord on pense à une maladie pulmonaire. Mais la malade est sans fièvre et ne présente aucun signe stéthoscopique. Du reste, elle entre à l'hôpital parce qu'elle perd du sang par intermittence depuis un mois, et qu'elle souffre de douleurs lombaires et rénales.

Elle a le tympanisme, la boule et une diminution de sensibilité sur l'avant-bras.

L'utérus est gros, légèrement ulcéré. Après deux jours de repos, l'utérus diminue sensiblement. La métrorrhagie s'arrête sous l'influence du repos et d'injections d'ergotine. Elle eut, devant nous, plusieurs attaques d'hystérie, les unes à forme syncopale, les autres à forme convulsive.

VII. — Métrite parenchymateuse chronique; léger relâchement des parois vaginales; quelques granulations du col dues à l'hypertrophie des œufs de Naboth; douleurs hypogastriques.

48 ans, est encore menstruée. Elle est alcoolique : tremblement des lèvres, crampes, insomnie, cauchemars (rats). Elle est hystérique : attaques de nerfs à partir de 18 ans. Actuellement : sensibilité moindre à droite, tympanisme, boule. Syphilis (cicatrice du voile du palais).

Ces troubles nerveux et la dyspepsie peuvent aussi bien être mis sur le compte de l'alcoolisme et de l'hystérie que sur celui de la métrite.

Sur ces 35 métrites, en dehors des douleurs inhérentes à chacunes d'elles, et dont je ne dois pas parler, j'en ai rencontré 16 accompagnées de troubles nerveux, 9 chez M. Dumontpallier, et 7 chez M. Paul. Donc 19 seulement, c'est-à-dire un peu plus de la moitié, en étaient exemptes. Cette proportion de troubles nerveux est considérable, elle est exagérée probablement, car nous n'avons pris nos observations que dans les salles où l'on ne reçoit que des cas sérieux, c'est-à-dire les métrites compliquées. Quoi qu'il en soit, si les troubles nerveux réflexes sont fréquents, ils sont fort insignifiants.

En effet, qu'ai-je trouvé ?

1° De l'analgésie des deux avant-bras dans une métrite ulcéreuse.

2° De l'insensibilité de tout le membre gauche dans une métrite ulcéreuse.

3° Une hémianesthésie gauche dans une métrite parenchymateuse.

4° Une insensibilité générale dans une métrite parenchymateuse.

5° Une insensibilité générale dans une métrite hémorrhagique.

6° De l'analgésie de l'avant-bras gauche dans une métrite hémorrhagique.

7° De l'hypo-analgésie des deux avant-bras dans une métrite hémorrhagique.

En résumé, j'ai rencontré 8 fois de l'anesthésie plus ou moins généralisée et plus ou moins complète.

Après les troubles de la sensibilité, ce sont les névralgies que j'ai constatées le plus souvent. Les névralgies iléo-lombaires existent presque toujours. elles constituent les véritables troubles nerveux réflexes des affections génitales ; mais en raison de leur fréquence on ne peut les considérer comme des complications, elles font partie, à nos yeux, de la symptomatologie utérine.

Après les névralgies lombaires, les plus fréquentes sont les névralgies intercostales.

1° J'ai trouvé une névralgie intercostale gauche du dernier espace dans une métrite ulcéreuse chez une anémique.

2° des névralgies intercostales dans une métrite granuleuse chez une hystérique.

3° Des névralgies intercostales dans une métrite parenchymateuse avec une rétroversion chez une nervosique.

4° Des névralgies intercostales gauches des derniers espaces dans une métrite hémorrhagique avec rétroversion chez une hystérique.

Enplus des névralgies intercostales, il faut citer : des douleurs névralgiques à la nuque et entre les deux épaules, dans une métrite ulcéreuse chez une hystérique.

Souvent les femmes se plaignaient de temps à autre d'un mal de tête passager.

1° Mais nous avons vu une céphalgie continuelle dans une métrite parenchymateuse chez une nervosique présentant en même temps de l'analgésie.

2° Une céphalalgie et des vertiges continuels dans une métrite ulcéreuse chez une nervosique et alcoolique qui présentait tous les troubles nerveux de l'alcoolisme.

3° Des douleurs temporales continuelles dans une métrite interne hémorrhagique chez une hystérique ayant en même temps de l'insensibilité du bras gauche.

Après les névralgies et les douleurs vient, par ordre de fréquence décroissante, la dyspepsie. Je l'ai rencontrée dans deux métrites ulcéreuses chez des hystériques ; puis dans une métrite ulcéreuse chez une nervosique qui était dyspeptique depuis son enfance. Dans ces trois cas, les métrites guéries, la dyspepsie continua.

Dans deux de nos observations les malades avaient eu, l'une de la dyspepsie, l'autre de la gastralgie avant leur métrite. Cependant ces anciennes affections ne se réveillèrent pas sous l'influence de la maladie utérine.

J'ai constaté la boule dans deux métrites ulcéreuses chez des hystériques ;

Dans une métrite parenchymateuse chez une hystérique atteinte d'hémianesthésie gauche;

Enfin dans une métrite hémorrhagique chez une hystérique.

J'ai rencontré quatre ou cinq fois du tympanisme. C'était aussi chez des hytériques ou des nervosiques; de même pour le clou. Je n'ai vu qu'un cas d'ovarie, c'était dans une métrite hémorrhagique chez une hystérique.

La plupart du temps la même malade présentait à la fois plusieurs troubles nerveux: des névralgies multiples, le clou et de l'anesthésie, etc.

Plusieurs offraient, en même temps que les phénomènes précédents, des troubles du caractère, de l'insomnie, des tremblements, des bouffées de chaleur, etc. Bref je constatais les phénomènes propres au nervosisme et à l'hystérie; ce qui n'est pas étonnant si l'on remarque que toutes les métrites qui s'accompagnaient de troubles nerveux affectaient des hystériques ou des névropathes.

En effet, sur 16 métrites avec troubles nerveux nous avons :

6 métrites avec nervosisme antérieur.

6 métrites avec hystérie antérieure.

1 métrite ulcéreuse avec alcoolisme et nervosisme antérieurs.

1 métrite ulcéreuse avec alcoolisme et hystérie antérieurs.

1 métrite catarrhale avec alcoolisme.

1 métrite ulcéreuse avec anémie accompagnée de névralgie intercostale gauche du dernier espace.

Les 6 métrites avec nervosisme antérieur sont :

1 métrite chronique parenchymateuse avec rétroversion et légère anémie;

1 métrite hémorrhagique;

1 métrite ulcéreuse et granuleuse;

1 métrite ulcéreuse;

1 métrite ulcéreuse avec anémie;

— —

1 congestion utérine avec ménorrhagie.

Les 6 métrites avec hystérie antérieure sont :

1 métrite chronique parenchymateuse avec rétroversion et légère anémie.

1 métrite ulcéreuse.

1 métrite hémorrhagique avec anémie légère.

1 deuxième métrite hémorrhagique avec rétroversion.

1 métrite ulcéreuse.

1 troisième métrite hémorrhagique.

Au point de vue des relations entre les variétés de métrites et les troubles nerveux nous trouvons :

8 métrites ulcéreuses.

1 métrite catarrhale.

2 métrites parenchymateuses.

1 congestion utérine avec ménorrhagie.

4 métrites hémorrhagiques.

Les métrites ulcéreuses étant de beaucoup plus fréquentes, il est tout naturel qu'elles s'accompagnent plus souvent de troubles nerveux. Mais je n'ai remarqué aucune relation entre l'intensité de ces troubles et les divers degrés d'ulcération.

Du reste, les variétés de métrites chroniques sont plus artificielles que réelles. Elles coexistent souvent sur la même malade. Une métrite est souvent à la fois parenchymateuse et ulcéreuse, ou bien ulcéreuse et catarrhale, etc. Toutes ces variétés doivent se confondre sous la rubrique de métrite chronique. Les troubles nerveux nous ont plutôt paru en rapport avec le degré de nervosisme et d'hystérie.

Remarquons que les 5 métrites hémorrhagiques existaient chez des nervosiques ou des hystériques et que quatre présentaient des troubles nerveux. Or, à nos yeux le nervosisme prédispose aux métrorrhagies. Nos observations de pelvi-péritonites confirmeront cette manière de voir. Nous avons sept observations de pelvi-péritonites accompagnées de métrorrhagie, toutes les malades étaient hystériques ou névropathes. M. Bernutz avait déjà fait cette remarque au sujet des métrorrhagies dans les pelvi-péritonites.

Pour plusieurs auteurs et M. Gallard en particulier, la congestion utérine rentre dans le cadre des métrites parenchymateuses aiguës. Sur 4 congestions nous en trouvons 2 avec métrorrhagie. Nous pourrions donc à la rigueur les considérer comme des métrites hémorrhagiques. Or l'une sévissait chez une nervosique; l'autre chez une hystérique. Cette dernière présentait du tympanisme et de l'insensibilité. Les quatre congestions s'accompagnaient de névralgies iléo-lombaires très intenses.

Sur les 19 malades atteintes de métrites sans troubles nerveux, nous trouvons : 4 hystériques, 4 nervosiques, 3 alcooliques, 1 hystéro-alcoolique et 5 anémiques. 3 de ces anémies étaient fort légères. Je les ai constatées dans deux cas de métrites catarrhales et dans un cas de congestion hémorrhagique. Une était de moyenne intensité dans une métrite ulcéreuse; l'autre profonde existait dans une métrite parenchymateuse chronique avec ulcération et catarrhe abondant.

Par le fait de hystérie ou de l'anémie, ces femmes étaient prédisposées aux troubles nerveux ; cependant la métrite n'en a réveillé ni fait éclore aucun.

Je ne voudrais pas nier que les métrites aiguës ou chroniques, soit par leurs douleurs soit par leurs poussées, ne réveillassent des troubles nerveux chez les névropathes ou les hystériques. Mais il faut croire que la métrite, quoi qu'on en dise, est une cause occasionnelle bien faible, puisque nous avons quatre observations d'hystériques chez lesquelles l'apparition d'une métrite n'a déterminé aucun trouble nerveux, tandis que l'application de quelques plaques métalliques, qui n'agissent que par l'imagination, au dire de beaucoup de gens, a suffi chez ces mêmes femmes pour produire des phénomènes nerveux importants : perte ou retour de la sensibilité, attaques de nerfs, etc.

Nous verrons, du reste, bien d'autres affections génitales, pelvi-péritonites, vaginites, fausses couches, kystes de l'ovaire, corps fibreux, etc., qui se développeront chez des hystériques sans raviver la diathèse.

Voici l'opinion des livres classiques sur cette question :

1° *Niémeyer :* « L'influence du catarrhe chronique de la matrice sur la santé générale est très variable. Certaines femmes supportent parfaitement des degrés même élevés de la maladie : leur nutrition, leurs forces, leur aspect florissant ne laissent rien à désirer. »

Plus loin : « Par suite de l'anémie et de l'hydrémie, mais peut-être aussi parce que l'irritation des nerfs utérins produit par voie réflexe une excitation d'autres trajets nerveux, on rencontre des troubles de l'innervation chez beaucoup de femmes affectées de catarrhe chronique de la matrice.

« Ce qui s'observe le plus, c'est une hyperesthésie générale ; mais des névralgies et des spasmes accompagnent encore assez souvent les catarrhes chroniques de cet organe. »

Cette hyperesthésie, je ne l'ai jamais rencontrée !

2° *Valleix :* « Ordinairement on voit survenir ces troubles digestifs si fréquemment liés aux maladies utérines. L'appétit diminue ; il y a parfois du dégoût pour les aliments, des goûts bizarres ; il survient des douleurs d'estomac, des symptômes d'entéralgie ; en un mot, ces phénomènes qui accompagnent la leucorrhée. Ces symptômes sont généralement en rapport, et avec la violence des douleurs et avec l'abondance de l'écoulement. Le vomissement est quelquefois lié à la métrite chronique, mais exceptionnellement. Bennett considère les nausées comme un symptôme caractéristique de l'inflammation chronique du corps de l'utérus et leur intensité comme toujours en rapport avec cette maladie. »

A l'article Leucorrhée il cite les palpitations, la gastralgie, l'entéralgie. Il ajoute :

« Comme dans les autres affections chroniques de l'utérus, on observe différents troubles nerveux : des névralgies, l'impatience, l'irascibilité, l'insomnie.

Il est de la plus haute importance de noter les troubles sympathiques, car ils sont quelquefois prédominants et cachent en quelque sorte le mal local. Il faut savoir descendre de ces symptômes éloignés à la localisation utérine. »

3° *Grisolle :* « Dans l'engorgement chronique de l'utérus, la nutrition parfois souffre peu ; beaucoup de malades conservent, en effet, assez d'embonpoint et de forces, et leurs digestions sont intactes; très rarement elles ont de la fièvre. Cependant beaucoup d'autres femmes ont différents troubles sympathiques : ainsi les digestions sont pénibles, accompagnées de dégagement de gaz, de gonflement du ventre. M. Bennett, dans son ouvrage, dit aussi qu'il y a souvent des troubles vers le foie et une augmentation de volume de cet organe. C'est là un fait que nous n'avons pas encore vérifié en France. Mais il est constant qu'un grand nombre de ces femmes ont différents accidents nerveux, comme céphalalgie vive, opiniâtre, parfois troubles de la vue et quelques symptômes hystériques. On a dit enfin que les seins étaient gonflés et douloureux : mais ce phénomène n'est pas aussi commun qu'on le prétend généralement.

« En résumé, le plus souvent un engorgement, même considérable, de l'utérus n'occasionne d'autres troubles fonctionnels que ceux qui résultent du volume de l'organe, de la compression ou des tiraillements que celui-ci exerce sur les organes voisins. Dans l'explosion des accidents sympathiques qui surviennent chez un grand nombre, il faut faire la part du repos auquel les femmes sont condamnées, de leurs préoccupations, et du régime débilitant auquel on les soumet forcément, et que trop souvent on exagère. »

4° *Courty :* « Du côté des voies digestives, il y a des vomissements, de l'anorexie, surtout de la dyspepsie. M. Henri Bennett considère les nausées comme un symptôme caractéristique de l'inflammation du corps de l'utérus. Les troubles nerveux revêtent toutes les formes de l'hystérie, non qu'ils tiennent à l'hystérie véritable qui peut coïncider, quoique rarement, avec la métrite chronique, mais parce que chez la femme les altérations des fonctions du système nerveux, celles surtout dont l'utérus est le point de départ, prennent le plus souvent ce caractère. Ce sont des douleurs abdominales, des gastralgies, des constrictions pharyngiennes, des névralgies intercostales qui font croire quelquefois aux malades qu'elles ont une maladie du cœur ou des poumons, des céphalées ou des céphalalgies, des espèces de migraines ou de névralgies rifaciales plus ou moins limitées et caractérisées, enfin ce qu'on appelle le clou hystérique; les névroses viscérales peuvent exister ; quant aux névralgies des membres elles sont plus rares. Ces troubles digestifs et nerveux amènent comme toujours, plus que dans la plupart des autres maladies, l'appauvrissement du sang, et à la fois l'anémie, la chloro-anémie et l'affaiblissement plus ou moins prononcé des malades. »

5° *Gallard :* « Les douleurs qui se manifestent dans des points plus éloignés de l'utérus, tels que certaines névralgies faciales ou intercostales, ne sont que des symptômes secondaires de la métrite chronique, sous l'influence de laquelle on les voit apparaître; car alors elles sont symptomatiques de la chlorose et de l'anémie causées par la métrite, bien plutôt que de la phlegmasie utérine elle-même.

« Tous ces symptômes se rattachent d'une façon si étroite à l'affection utérine que, pour bien des personnes, les phénomènes dyspeptiques, chlorotiques et névropathiques que je viens de vous montrer, comme se produisant sous l'influence de la métrite, seraient plutôt la cause que la conséquence de cette dernière. C'est là une erreur manifeste, qu'une observation tant soit peu attentive suffit à dissiper, et, pour mon compte, quoique j'aie trouvé bien souvent ces divers états pathologiques réunis chez la même malade, je puis vous affirmer que pas une seule fois je n'ai vu la chlorose engendrer la métrite chronique, tandis que j'ai toujours vu, au bout d'un temps plus ou moins long, la métrite chronique donner fatalement naissance à la chlorose.

Attendez-vous donc à voir se produire les palpitations du cœur et les souffles vasculaires, à la suite des symptômes dyspeptiques, dans la métrite chronique. Ces accidents dus au vice de la nutrition, sont encore sollicités par les déperditions diverses qui surviennent dans le cours de la maladie; déperditions consistant dans le sang des métrorrhagies dont je vous ai déjà parlé, et dans les écoulements leucorrhéiques dont il me reste à vous entretenir. De ces derniers les plus préjudiciables à la santé générale sont ceux qui proviennent de la cavité du corps de l'utérus, et il est d'observation que la perte des forces ainsi que l'amaigrissement, sont plus considérables et plus rapides dans la métrite interne que dans la métrite parenchymateuse, ou dans celle qui s'accompagne d'ulcérations limitées à la muqueuse du col.

Les phénomènes hystériques, qui surviennent si fréquemment dans le cours de la métrite chronique, sont absolument du même ordre que ceux dont je viens de parler. Ils ne se produisent pas sous l'influence directe de la maladie utérine; mais bien par suite de l'ébranlement général que cette affection imprime à tout l'organisme, par suite surtout de l'affaiblissement qu'elle détermine chez les femmes qui en sont atteintes. Il est rare, à moins de prédispositions toutes particulières, que l'on voie survenir d'emblée de véritables attaques hystériques; et, lorsqu'il en est ainsi, il y a lieu de penser que l'hystérie existait déjà, pour ainsi dire, en puissance, et se serait manifestée, alors même que la métrite chronique ne l'aurait pas sollicitée. Mais, ce qui est plus fréquent, ce sont les suffocations, la sensation de boule, les pandiculations, et enfin les irrégularités de caractère qu'on ne peut s'empêcher de comprendre au nombre des symptômes de nature hystérique. L'action de la métrite chronique sur la production de ces symptômes ne saurait être révoquée en doute; et, quoique d'une façon indirecte, elle agit assez profondément sur le moral des malades pour faire naître chez elle une tristesse habituelle, qui peut aller jusqu'au dégoût de la vie.

Pour mon maître, M. Gallard, l'anémie et le chlorose ne sont que consécutives. L'anémie, en effet, n'engendre pas la métrite, mais elle y prédispose comme, du reste, toute débilitation de l'organisme. Il a toujours vu, au bout d'un temps plus ou moins long, la métrite chronique donner fatalement naissance à la chlorose. Mais de ce que l'anémie soit souvent consécutive aux maladies utérines, comme à la plupart des affections chroniques, ce n'est pas une raison pour qu'elle ne les précède pas et n'y prédispose dans certains cas.

Quant aux troubles nerveux, M. *Gallard* reconnaît que, si l'on voit survenir des attaques hystériformes, il y a lieu de penser que l'hystérie existait déjà pour ainsi dire en puissance et se serait manifestée alors même que la métrite chronique ne l'aurait pas sollicitée. Enfin, il ne peut s'empêcher de comprendre au nombre des symptômes de nature hystérique les suffocations, la sensation de boule, les pandiculations, les irrégularités de caractère, etc.

M. *Courty* fait remarquer que les troubles nerveux prennent la physionomie des troubles de l'hystérie. Dès lors n'est-il pas naturel de penser qu'ils relèvent de cette maladie et qu'ils n'en sont que des manifestations?

Comment expliquer la grande fréquence des métrites chez les névropathes et les hystériques, puisque sur 35 métrites, nous en trouvons 11 chez des hystériques et 10 chez des nervosiques, près des deux tiers par conséquent. Et pourtant je ne qualifie de nervosiques que des femmes très nerveuses, présentant un ensemble de symptômes rentrant dans le cadre de l'hystérie : irrégularité de caractère, insomnie, boule, clou, tympanisme, anesthésies, névralgies, en un mot présentant tous les symptômes de l'hystérie sauf les attaques; je ne qualifie d'hystériques que des femmes ayant eu de nombreuses attaques.

Faut-il l'expliquer par une simple coïncidence. Je ne le crois pas, elle est trop fréquente.

Nos observations nous ont montré que les troubles nerveux préexistaient à la métrite.

Que l'affection utérine ne les réveillait pas.

Qu'ils persistaient après la guérison de la métrite.

Nous ne pouvons donc pas dire que la métrite est la cause primordiale des troubles nerveux concomitants.

A peine jouerait-elle le rôle de cause occasionnelle.

Pouvons-nous dire que l'anémie ou l'hystérie produise la métrite? M. Gallard s'élève contre cette manière de voir pour l'anémie; pour l'hystérie personne n'en parle.

Je ne crois pas que l'hystérie, pas plus que l'anémie, ne détermine une métrite. Mais je crois que ces deux maladies y prédisposent, comme du reste toute débilitation de l'organisme; qu'il surgisse la moindre cause occasionnelle : refroidissement, coït exagéré, etc., la métrite sera constituée.

Tous les auteurs sont d'accord pour admettre que les troubles nerveux sont plus fréquents dans la métrite chronique que dans toute autre affection génitale. La pathologie génitale présente donc des phénomènes contraires à la physiologie. En physiologie, l'utérus joue un rôle effacé par rapport à l'ovaire. C'est l'ovaire, l'analogue du testicule chez l'homme, qui remplit les plus hautes fonctions de l'appareil génital; l'utérus n'est qu'une cavité de réception. A l'état physiologique, quand remarquons-nous des perturbations de l'économie tout entière? C'est au moment des menstruations, surtout des premières (puberté) et des dernières (ménopause), c'est-à-dire au moment de l'apparition et de la suppression de cette fonction. Il n'est pas étonnant qu'un organe qui joue un si grand rôle, malgré sa petitesse, retentisse sur l'organisme tout entier. S'il y a des troubles nerveux sympathiques des maladies des organes génitaux, nous devrions les rencontrer dans les maladies de l'ovaire. Nous verrons plus loin le contraire.

Quant à l'utérus nous sommes tout surpris de lui voir attribuer un rôle si important en pathologie, lorsqu'il en remplit un si secondaire en dehors de la gestation.

Bien plus, c'est dans les métrites chroniques que l'on a remarqué la plus grande fréquence des symptômes nerveux. Or la métrite chronique est presque toujours une affection seconpaire ou symptomatique. Elle est consécutive à l'arrêt d'involution utérine (1) déterminé lui-même, la plupart du temps, par des affections constitutionnelles ou diathésiques, ou bien elle est symptomatique de ces dernières.

N'est-il pas irrationnel d'attribuer à une affection qui n'est souvent elle-même qu'une manifestation, les troubles nerveux concomitants? N'est-il pas plus logique de se demander si les deux ordres de troubles, les nerveux et les utérins ne relèvent pas de la même cause?

Quoi qu'il en soit, mes observations prouvent que les troubles nerveux doivent être attribués, soit à l'anémie, soit à l'alcoolisme surtout au nervosisme et à l'hystérie.

(1) Fauquez. Th. de Paris, 1879.

J'ai insisté sur les métrites parce qu'elles passent pour s'accompagner plus souvent de troubles nerveux que les autres affections génitales. Je vais glisser rapidement sur ces dernières.

CHAPITRE IV.

PELVI-PÉRITONITES.

Relativement aux métrites nous avons un nombre considérable de pelvi-péritonites. Cette fréquence relative tient à ce que l'on reçoit dans les services toutes les pelvi-péritonites, tandis que l'on ne reçoit pas indistinctement toutes les métrites.

Mais s'il est facile dans les livres de séparer les métrites des pelvi-péritonites, il n'en est pas de même dans la nature où souvent les deux affections coexistent. J'ai rangé les métrites accompagnées de pelvi-péritonites dans cet article, parce qu'elles jouent un rôle effacé auprès de l'inflammation circum-utérine.

J'ai 22 observations de phlegmasie péri-utérine, 6 prises chez M. Dumontpallier, 16 chez M. Paul; sur les 22, 14 sont exemptes de troubles nerveux.

Ces 14 pelvi-péritonites sont :

I. — Périmétrite, suite d'excès de coït pendant les règles.

Nullipare, vigoureuse, âgée de 16 ans et réglée à 14 ans. En un mois, guérison et retour des règles, malgré des imprudences.

II. — Métro-péritonite consécutive à un avortement de trois mois; syphilis de même date; hystérie antérieure.

Femme délicate de 18 ans, réglée à 15 ans. Tuberculose imminente. Elle eut deux fois la chorée : 1° après une peur, à 11 ans; 2° après une scarlatine;

enfin pendant plusieurs mois elle fut paralysée de la langue et des quatre membres.

III. — Pelvi-péritonite.

Tuberculeuse avancée, réglée à 16 ans.

IV. — Métro-péritonite par excès de coït pendant les règles; métrorrhagie; utérus volumineux, col gros; nervosisme antérieur; anémie actuelle.

29 ans, réglée à 14 ans. Règles abondantes, durent huit jours. Multipare.

V. — Pelvi-péritonite; utérus volumineux; métrorrhagie; anémie; nervosisme antérieur.

Institutrice de 21 ans. Règles à 12 ans. Menstruation abondante, huit jours de durée. Primipare.

VI. — Pelvi-péritonite balistique; utérus et col volumineux; métrorrhagie; anémie; nervosisme antérieur.

Domestique, âgée de 22 ans. Règles à 12 ans, de huit jours de durée.

VII. — Pelvi-péritonite balistique; phlegmon du ligament large gauche; névralgies iléo-lombaires très intenses, hystérie antérieure.

Domestique de 29 ans, forte, réglée à 13 ans, pendant six jours.

VIII. — Pelvi-péritonite balistique; métrorrhagie; col gros.

Forte femme de 26 ans, domestique dans une maison publique. Multipare. Règles à 15 ans, durent huit jours.

IX. — Pelvi-péritonite balistique; nervosisme antérieur.

19 ans. Strumeuse, réglée à 17 ans, dix jours de durée.

X. — Pelvi-péritonite balistique; métrorrhagie; col gros et entr'ouvert; utérus immobile; nervosisme antérieur héréditaire (mère hystérique).

Actrice, 24 ans, fortement constituée. Règles à 15 ans, durent huit jours. Nullipare.

XI. — Rechute de pelvi-péritonite déterminée par des excès de coït et de boissons; métrorrhagie; utérus volumineux; nervosisme antérieur.

Fleuriste, délicate, âgée de 30 ans, réglée à 13 ans, perdant avec abondance pendant six jours. Quelques mois plus tard elle entra en chirurgie pour une arthrite fongueuse du genou.

XII. — Pelvi-péritonite ancienne; utérus dévié à gauche et volumineux; réglée à 16 ans et demi, pendant quatre jours; règles douloureuses.

Femme de 30 ans, épuisée.

XIII. — Pelvi-péritonite; métrorrhagie arrêtée par des sangsues qui ont saigné dix-sept heures; nervosisme antérieur.

Femme de 40 ans, réglée à 20 ans. Elle perd huit jours. Utérus vierge, mais volumineux. Nullipare.

XIV. — Phlegmon post-puerpéral du ligament large gauche terminé par la suppuration.

Femme de 19 ans, strumeuse et menacée de tuberculose.

Sur ces 14 malades atteintes de pelvi-péritonites sans troubles nerveux concomitants nous trouvons donc:

2 hystériques, 7 nervosiques, 1 anémique, 2 tuberculeuses, c'est-à-dire 9 névropathes sur 14.

Les 8 pelvi-péritonites avec des troubles nerveux concomitants sont:

I. — Métrite et légère pelvi-péritonite consécutive à une fausse couche et à des rapports sexuels; hystérie et anémie antérieures.

Alsacienne de 28 ans, délicate. Analgésie du bras gauche que je fais disparaître avec des plaques d'argent. Palpitations. Boulimie. Vomissements nerveux. Névralgies intercostales et lombaires atroces qui lui font pousser des cris déchirants. Cependant, absence de fièvre. Un peu d'empâtement dans les culs-de-sac. Métrite catarrhale avec écoulement muco-purulent.

Comme chez beaucoup d'hystériques il y avait disproportion entre les troubles fonctionnels et les lésions.

II. — Métrite parenchymateuse compliquée de pelvi-péritonite, prise au début pour un cancer du corps; anémie profonde; nervosisme antérieur.

Le 5 juillet 1878 entre au n° 40 une cigarière, âgée de 43 ans. Cette femme eut les pâles couleurs et ses règles ne s'établirent que difficilement à 20 ans. A 21 ans, elle ne les eut qu'une heure; à 22 ans, elles ne les a pas eues du tout; à 23 ans, elle fut réglée tous les deux mois; mais elle perdait à peine;

à 28 ans, elle vit tous les mois, mais peu abondamment. A partir de son mariage, à 35 ans, elle perdit beaucoup, chaque mois, pendant dix jours. Elle n'a jamais eu d'enfants. Il y a un an, métrorrhagies. Elle entre pour des pertes jaunes depuis quinze jours, et pour des douleurs abdominales et rénales qui lui arrachent des cris (les injections de morphine la calment).

On ne constate rien au col. Le fond de l'utérus est volumineux. L'utérus globuleux est facilement senti par le palper. On pense à un cancer du corps, mais avec un point d'interrogation. On lui donne du fer; mais il la fait vomir. Il faut le cesser.

Le 20 septembre, elle présente une teinte jaune paille depuis quelques jours et une cachexie profonde. Bruit de souffle continu au cou.

Douleurs abdominales dues à une péritonite localisée.

Depuis six semaines, elle perd un peu de sang tous les jours. Elle éprouve une sensation de scie à l'hypogastre au moment de l'émission de sang.

Enfin, il se produit une poussée aigue de péritonite et le sang cesse de couler. On constate alors de l'empâtement et une tumeur qui fait saillie dans le rectum, pèse sur lui, cause une constipation opiniâtre, produit une diminution de sensibilité dans les cuisses et donne à la malade la sensation de l'onglée sur la région antérieure des cuisses.

En octobre, pendant mon absence, elle rend du pus par le rectum.

A mon retour, en novembre, je constate le col vierge enclavé dans une masse dure dont il est séparé par une légère rainure, plus marquée dans le cul-de-sac antérieur. Cette masse siège surtout à gauche et dans le cul-de-sac postérieur. Par le palper, on perçoit à gauche de l'hypogastre une tumeur grosse comme les deux poings; à droite, on constate au toucher une saillie arrondie qui n'est pas appréciable au palper.

Les névralgies du début ont disparu; mais le toucher est douloureux ; pas de pouls vaginal.

L'état général est meilleur.

Cette femme, petite, délicate, a toujours été nerveuse et anémique.

III. — Pelvi-péritonite, suite de coït pendant les règles; alcoolisme; anémie et nervosisme antérieurs.

Prostituée de 28 ans, réglée à 16 ans. Elle se plaint de maux d'estomac qui existaient avant sa maladie et persistent après. Hémianesthésie gauche. Elle recouvre la sensibilité sous l'influence de plaques de fer. Boule, cauchemars, etc.

IV. — Pelvi-péritonite balistique; hystérie antérieure; tuberculose au début.

Au n° 31 entre le 24 octobre 1878 une jeune fille de 20 ans, délicate, de mœurs légères.

Elle fut réglée à 17 ans; mais irrégulièrement; intervalle de six mois entre les deuxièmes et les troisièmes règles. La durée habituelle des règles est de trois ou quatre jours. Elles sont peu abondantes et indolores.

Plusieurs bronchites et fluxions de poitrine dans son enfance. Sommet gauche malade. Il y a cinq semaines, quinze jours après les règles qui avaient duré trois jours, elle est prise d'une perte venue brusquement après des excès de coït.

En même temps que cette perte survinrent des douleurs dans le bas-ventre et des frissons. Elle alla à la consultation de Beaujon où l'on diagnostiqua pelvi-péritonite.

A son entrée dans le service, elle a de la fièvre, T. 38°. On constate un empâtement du cul-de-sac latéral droit séparé de l'utérus par une échancrure.

La malade se plaint de névralgies iléo-lombaires droites. Elle est très agitée, pousse des cris et se plaint sans cesse. Elle présente une légère anesthésie du bras droit, plus marquée à l'avant-bras, un point épiphysaire dorsal et un point épigastrique.

L'appétit a cessé brusquement depuis sa perte ; mais la malade a toujours eu peu d'appétit et ne mange que des substances peu nourrissantes : salade, vinaigre, etc.

Pas de bruits de souffle.

Cette malade était hystérique avant son affection utérine. Ses dernières attaques de nerfs sont survenues, il y a un mois et demi, avant l'apparition de sa pelvi-péritonite. La fièvre se maintient jusqu'au 11 novembre. A cette époque la fièvre tombe peu à peu et les symptômes de la périmétrite s'améliorent. Elle sort complètement guérie le 27 novembre.

L'affection a exigé un mois de traitement dans le service. Il est vrai qu'elle était malade depuis cinq semaines avant son entrée. Mais pendant ce temps elle a continué à marcher et travailler, exercices qui n'ont fait qu'augmenter la pelvi-péritonite.

Elle part trop tôt, malgré mes conseils. Aussi revient-elle trois jours après avec une nouvelle poussée inflammatoire dans le cul-de-sac latéral droit. Quelques jours après, les symptomes aigus étant apaisés, je fais sur elle une expérience avec les pulvérisations d'éther. Les deux avant-bras étaient sensibles, je pulvérise de l'éther sur l'avant-bras droit qui devient insensible ; mais, chose curieuse, le bras opposé le devient aussi. Je fixe le phénomène en appliquant des plaques d'étain sur le bras gauche devenu insensible. Au bout de trois jours j'enlève les plaques et la sensibilité revient promptement sur les deux membres.

C'est à M. Dumontpallier que revient l'honneur d'avoir découvert ces deux phénomènes : 1° la fixation des phénomènes métalloscopiques à l'aide d'un métal pour lequel la malade n'a pas d'aptitude; 2° la production de l'insensibilité à l'aide du froid, de l'éther, etc., non seulement sur le membre où l'on agit, mais aussi sur le membre opposé. Ce procédé peut servir au diagnostic, lorsqu'une femmme n'a pas de trouble nerveux au moment où on l'examine, qu'elle n'a jamais eu d'attaques, et qu'on soupçonne l'hystérie. En effet, si elle est très nerveuse, l'emploi d'un froid intense non seulement produira l'insensibilité sur le siège même de son action, mais dans une zône assez étendue sur le même membre, et aussi, comme nous venons de le voir, sur le membre opposé.

V. — Pelvi-péritonite consécutive à une fausse couche ; anémie ; hystérie antérieure héréditaire.

Femme de 23 ans, menstruée à 11 ans, pendant huit jours. Sensibilité moins marquée à gauche. Tremblements à la moindre émotion. Cauchemars. Mère morte folle. Deux sœurs divaguent et ses cinq frères ont, dit-elle, « la tête en l'air. »

VI. — Pelvi-péritonite consécutive à une fausse couche. Nervosisme antérieur.

Italienne de 16 ans, réglée à 13 ans. Clou hystérique, Diminution de l'acuité visuelle de l'œil gauche. Ris et pleurs sans motifs. Bouffées de chaleur. Sueurs froides. Migraines violentes. Caractère capricieux.

VII. — Pelvi-péritonite; col volumineux; ménorrhagie.

Femme de 36 ans, réglée à 19 ans. Cauchemars. Tête faible, voit des bêtes. Légère analgésie du côté droit et amyosthénie du même côté. Quoique droitière, elle ne donne au dynamomètre que 20 kil. à droite et 22 à gauche. Réflexes du pharynx abolis.

VIII. — Pelvi-péritonite.

Hystérique de 28 ans, brune vigoureuse, réglée à 11 ans. Nullipare. Elle vient pour de la dyspnée, des étouffements et une hématémèse. Mais elle souffre aussi dans le bas-ventre et l'on constate les signes locaux de la pelvi-péritonite. Les douleurs du bas-ventre s'irradient jusqu'au genou.

Comme dans les métrites les troubles nerveux concomitants sont peu importants. Nous trouvons : une analgésie du bras gauche chez une hystéro-anémique, une analgésie du côté droit chez une hystérique une hémianesthésie gauche chez une nervosique en même temps alcoolique; une hypoanalgésie gauche chez une hystéro-anémique; de la dyspepsie chez une alcoolique, dyspepsie qui précéda la pelvi-péritonite et persista après la guérison; de la boulimie chez une hystéro-anémique qui présentait en même temps de l'anesthésie et des névralgies intercostales et lombaires très douloureuses; de la dyspepsie et une hématémèse chez une hystérique.

Comme dans les métrites, ces troubles nerveux existent chez des femmes hystériques ou névropathes. Sur 8 malades nous constatons, en effet, 4 hystériques, 3 nervosiques et 1 à la fois nervosique et alcoolique.

En somme, sur 22 pelvi-péritonites nous trouvons, 6 hystériques et 11 nervosiques. Comme dans la métrite, le nervosisme et sa plus haute puissance l'hystérie semblent donc des causes prédisposantes à la pelvi-péritonite, au même titre que toutes les maladies qui débilitent l'organisme : anémie, tuberculose, scrofule, etc. ; que les véritables causes occasionnelles, excès de coït pendant les règles, lever trop tôt après l'accouchement ou l'avortement surviennent alors, la pelvi-péritonite sera constituée.

Nous avons remarqué que les métrites hémorrhagiques se rencontraient chez des hystériques ou des névropathes qui avaient des règles abondantes et de longue durée; même remarque pour les pelvi-péritonites accompagnées de métrorrhagies. Du reste, sans la présence de l'empâtement dans les culs-de-sac, l'utérus douloureux et volumineux nous aurait fait diagnostiquer métrite hémorrhagique.

Mon ami le Dr Mesnard (1) a soutenu la thèse que les

(1) Mesnard. Th. de Paris, 1879. Contribution à l'étude des hémorrhagies utérines dans les pelvi-péritonites.

pelvi-péritonites hémorragiques sont d'une durée moindre lorsque les pertes surviennent au début des accidents, ces hémorrhagies opérant une dérivation salutaire.

Je n'ai pas été surpris de voir dans les métrites, maladies la plupart du temps consécutives, les troubles nerveux prétendus sympathiques relever d'une autre maladie. Mais s'il était chez la femme une maladie capable de produire des troubles nerveux réflexes, j'aurais, à coup sûr, accusé la pelvi-péritonite, que je considère comme l'affection génitale par exellence. Elles se traduit, en effet, par des phénomènes plus intenses et plus graves que ceux de la métrite; elle siège à la fois sur tout l'appareil génital; elle laisse après elle des indurations, des fausses membranes, des brides cicatricielles qui produisent des déviations, des douleurs, des troubles fonctionnels; elle est sujette aux récidives à tout propos, au moindre coït. Eh bien, malgré ces cicatrices et ces fausses membranes, malgré ces sources incessantes d'irritation, la pelvi-péritonite ne détermine aucun trouble nerveux réflexe, c'est à peine si ce travail morbide attire sur les organes génitaux des manifestations diathésiques.

Voici, du reste, l'opinion de M. Bernutz sur ce point: « Nous n'avons pas non plus à revenir sur l'état nerveux, qui vient se rajouter à la pelvi-péritonite lorsque celle-ci a présenté un assez grand nombre de recrudescences d'abord purement inflammatoires, ni sur l'influence que ces deux éléments morbides conjoints ont l'un sur l'autre, parce que nous avons assez longuement insisté plus haut sur cet enchaînement des accidents qui se produit dans les périodes chroniques. Nous devons répéter seulement que cet enchaînement n'implique point que l'état nerveux soit une dépendance de la pelvi-péritonite et puisse lui être rattaché directement. Pour nous, c'est un élément morbide qui est venu s'adjoindre à l'orchite féminine, qui au lieu de pouvoir lui être rapporté doit être attribué à l'état cachectique que la longue durée de la maladie a fait naître, tantôt enfin au développement d'une hystérie ou d'une hypochondrie que l'orchite a *provoqué non par elle-même, mais par les préoccupations morales dépressives qui sont presque constamment les tristes compagnes des affections des organes génitaux.*

Nous insisterons sur ce fait, que les affections des organes génitaux ont, plus que celles de tous les autres organes, le fâcheux privilège de rendre hypochondriaques hommes et femmes, et plus encore les femmes que les hommes, qui se considèrent frappés alors d'une déchéance physique, parce que nous croyons qu'on n'a pas assez tenu compte de ces peines morales dans la pathologie féminine. Nous signalons d'une manière toute spéciale, dans le développement des accidents nerveux des dernières périodes, l'influence que peuvent avoir non seulement les chagrins très cruels et très variés, mais les préoccupations d'avenir auxquelles donne lieu à une jeune femme aimante la longue durée d'une pelvi-péritonite. Nous sommes, quant à nous convaincus que ces peines, les craintes de perdre une affection qui fait le bonheur, les soucis de l'avenir qui malheureusement ne sont pas toujours sans fondements et que les femmes bien élevées surtout dissimulent, rendent bien mieux compte de la genèse de l'hystérie dans ces circonstances *que tout cet échafaudage ridicule des sympathies de l'utérus qui nous varaît une véritable mystification.*

Nous rejetons la localisation de l'hystérie dans l'utérus au même titre que les migrations de la matrice qu'on délogeait avec de mauvaises odeurs et qu'on ramenait en son siége par des frictions ou des fumigations parfumées.

Mais c'est assez sur ce sujet ; ce que nous venons de dire n'a qu'un but : c'est de faire prendre en sérieuse considération cet état nerveux dans les périodes chroniques de la pelvi-péritonite, et de faire qu'on s'en préoccupe bien plus que *d'une insignifiante induration, qui resterait ignorée de la malade et du médecin si on ne l'avait rendue responsable d'une foule de maux qui ne doivent pas lui être imputés.* Nous sommes bien souvent revenus sur ce point pour tâcher qu'on respecte cette malheureuse induration, qu'on la laisse bien paisiblement se résorber et qu'on ne la tourmente pas par des moyens mécaniques fatalement ingénieux, qui peuvent ramener la pelvi-péritonite à l'état aigu et entraîner les plus grands dangers.

Plus loin : « Nous n'avons qu'à rappeler que le diagnostic différentiel de cette sorte de tic douloureux des organes génitaux (l'hystéralgie) est basé sur les caractères particuliers des crises douloureuses, sur la forme toute spéciale de la réaction générale qui est différente, alors même que, par suite de l'intensité des souffrances, de l'insomnie et de l'inappétence qui en sont le résultat, les malades offrent une altération profonde du facies et une émaciation rapide, enfin la coïncidence d'autres troubles fonctionnels qui permettent de rattacher l'hystéralgie soit à l'hystérie, soit à la chlorose, soit à l'anémie (1). »

Les idées soutenues dans ma thèse se trouvent résumées dans ces quelques lignes, et je suis heureux de me rencontrer avec un esprit aussi distingué.

L'étude de nos observations nous montre, dans la pelvi-péritonite comme dans la métrite, que non seulement les troubles nerveux relèvent du nervosisme et de l'hystérie, mais que leur intensité et celles des douleurs est en rapport avec le degré du nervosisme, et que les plus malades furent les hystériques. Sur cinq, quatre eurent des récidives. Toutes eurent des douleurs violentes ; elles se plaignaient à une époque où les lésions étaient presque éteintes. Les observations I et IV des pelvi-péritonites avec troubles nerveux sont des exemples frappants de ce désaccord entre les symptômes et les lésions. En géné-

(1) Bernutz et Goupil. Clinique médicale sur les maladies des femmes. Paris 1862, t. II.

ral, l'intensité des symptômes fonctionnels locaux est proportionnelle à l'intensité des lésions. Mais chez les névropathes à une petite lésion correspond souvent une grande douleur ; quelquefois aussi la douleur siège du côté opposé à la lésion ; on remarque, en un mot, ce défaut d'harmonie qui est le trait le plus caractéristique du nervosisme.

CHAPITRE V.

CHANGEMENTS DE SITUATION.

D'après les auteurs, c'est surtout dans les ulcérations légères et les changements de situation peu prononcés que l'on constate les troubles nerveux réflexes. Nous avons vu que les troubles nerveux n'avaient aucun rapport avec le genre de métrite et le degré d'ulcération ; étudions maintenant l'influence des changements de situation.

ARTICLE Ier. — *Prolapsus utérin.*

Commençons par le prolapsus qui est le changement de situation le plus appréciable. Il se divise suivant son degré en abaissement, descente et chute ou précipitation.

Nous avons observé 7 déplacements sans troubles nerveux.

I. — Abaissement; antéflexion déterminée par le pessaire Grand-Collot; grossesse malgré l'antéflexion.

Femme de 25 ans, règles à 15 ans.

II. — Chute de matrice sans élongation du col; cystocèle volumineuse; rectocèle.

Femme de 29 ans, réglée à 18 ans.

III. — Chute de l'utérus; hystérie antérieure.

Femme de 58 ans, réglée vers 18 ans. A l'époque de la ménopause apparurent des métrorrhagies abondantes. Elle eut 13 enfants. A la suite d'une couche l'utérus s'abaissa progressivement en cinq ou six ans. La malade éprouvait de grandes douleurs dans les reins, dans les jambes, surtout du côté droit; quand elle marchait, ses souffrances étaient intolérables. Elle usa de plusieurs pessaires qu'elle ne put supporter. Il y a deux ans, elle eut recours à M. Dumontpallier qui lui mit un anneau convenable. La malade fut pour ainsi dire instantanément guérie. Pendant dix-huit mois elle garda ce pessaire sans en être incommodée. Elle l'a enlevé il y a un mois et le prolapsus ne se reproduisit pas.

Cette femme est hystérique par hérédité. Sa mère l'était et une de ses filles a des attaques. Cependant la descente de matrice ne détermina aucun trouble réflexe, ne réveilla aucune des anciennes attaques.

Depuis dix-huit ans le sommeil est léger, rempli de rêves et de cauchemars. Elle a des pituites abondantes, des maux d'estomac, symptômes qu'il faut mettre sur le compte de l'alcoolisme, d'autant plus qu'elle boit beaucoup.

Nous pouvons encore noter ici que, le nervosisme prédisposant à la souffrance, les douleurs déterminées par un déplacement sont beaucoup plus vives chez les femmes nerveuses que chez celles qui sont exemptes de cette diathèse.

IV. — Abaissement de la matrice; nervosisme antérieur.

Réglée à 14 ans.

V. — Chute de l'utérus; élongation de la portion sus-vaginale du col de volume normal ainsi que l'utérus.

Femme de 61 ans, réglée à 17 ans, morte de néphrite interstitielle. (L'observation a été publiée par M. Huchard au point de vue de la dyspnée urémique calmée par les injections de morphine.)

VI. — Descente de l'utérus avec cystocèle; pas d'élongation du col.

Règles à 10 ans, ménopause à 40 ans.

VII. — Cystocèle; rectocèle et chute utérine avec ulcération granuleuse large comme une pièce de 2 francs. Douleurs dans le ventre et les reins, difficulté de la marche, un pessaire fait disparaître ces accidents.

J'ai observé 8 déplacements avec troubles nerveux.

I. — Cystocèle et légère rectocèle; descente sans élongation du col; nervosisme antérieur.

Femme de 25 ans, réglée à 18 ans et régulièrement à 20 ans. Les règles durent deux jours et leur apparition s'accompagne de coliques, de douleurs et de crampes d'estomac.

Le 22 mai 1878, elle accouche facilement d'un beau garçon et se lève huit jours après. Deux mois après l'accouchement, elle ressent une grande faiblesse, des tiraillements dans le dos, les reins et les jambes, des douleurs dans les aines, de la pesanteur dans le bas-ventre. Elle ne peut se tenir sur les jambes et urine avec difficulté.

En même temps, névralgie iléo-lombaire double.

Hémianestésie gauche; mais la sensibilité est émoussée partout, sauf à la paume des mains.

Perte de l'appétit, douleurs au creux épigastrique. Anhélation. M. Dumontpallier lui met un pessaire qui la soulage pendant deux mois. Elle urine plus facilement, a plus de force dans les jambes, a moins de pesanteur et de douleurs de reins.

Mais au bout de deux mois, sous l'influence de l'allaitement probablement, l'état général empire, elle a toujours la perte de l'appétit, la douleur épigastrique, de l'essoufflement au moindre effort. Tous ces phénomènes ont augmenté, et en plus elle se trouve plus souffreteuse, elle a toujours froid aux pieds, le sang à la tête, elle gonfle après les repas, elle aime la salade et les fruits verts, a du tympanisme, est constipée.

Cependant elle est peu anémique et ne présente aucun souffle au cœur et au cou.

Le facies est très mobile, les lèvres tremblantes.

Elle a la boule et le clou, souvent des frissons et des tremblements. Insomnies, cauchemars dans lesquels elle voit des bêtes, des serpents. Elle est malade depuis quatre ou cinq ans; mais tous les phénomènes s'exagèrent depuis qu'elle nourrit.

Du reste toute sa vie elle a été triste, a toujours pleuré sans motifs. A l'arrivée des règles elle a souvent des étourdissements, même des évanouissements.

Nous ne pouvons mettre ici ces troubles nerveux sur le compte de la descente de matrice. Malgré le maintien de la réduction par un pessaire, les troubles nerveux ont persisté et même augmenté. Il faut les attribuer au nervosisme, et peut-être aussi à un léger degré d'alcoolisme, d'autant plus probable qu'elle est cuisinière.

C'est l'allaitement qui a réveillé le nervosisme.

II. — Léger abaissement; cystocèle; nervosisme antérieur.

Ancienne institutrice, âgée de 60 ans, réglée à 13 ans, n'a jamais eu d'enfants, ménopause à 48 ans. Elle entre pour un abaissement, qui la gêne pour marcher, et pour une douleur dans le côté gauche. En plus, elle est très nerveuse, elle est très impressionnable, elle a des bourdonnements dans l'oreille droite et n'entend pas la montre posée sur l'apophyse mastoïde. Hypo-analgésie de tout le corps plus marquée au membre supérieur gauche et au membre inférieur droit. Ne voit pas le violet de l'œil droit, le goût et l'odorat sont moins prononcés à droite qu'à gauche. Souvent elle sent sa main gauche morte, surtout le petit doigt. Les réflexes du pharynx sont diminués. Cette malade montait beaucoup à cheval autrefois. Cet exercice et l'obésité ont contribué probablement à la production de la descente, car elle a remarqué que la descente augmentait au fur et à mesure que le ventre grossissait.

On lui pose un pessaire, les tiraillements, la douleur du côté gauche et la difficulté de la marche cessent, mais les autres troubles nerveux persistent.

Ces troubles nerveux doivent être rapportés au nervosisme. Cette malade eut des pertes d'argent onsidérables, elle eut beaucoup de chagrins et d'ennuis, son père est mort fou. Enfin elle a été institutrice, et à cette heure c'est une femme déclassée. Les symptômes, du reste, ont les caractères de ceux du nervosisme, et l'anesthésie est remarquable par l'irrégularité de sa répartition, irrégularité et désordre qui sont un des traits du nervosisme.

III. — Chute de matrice; élongation du col; hystérie antérieure.

Entrée dans la salle Sainte-Eugénie le 21 juillet 1878; réglée à 11 ans, toujours bien réglée; trois couches après lesquelles elle s'est levée au bout de trois jours.

En juin, elle est tombée le siège sur un petit banc en perdant connaissance à la nouvelle de la mort de son fils. « L'angle du banc entra dans les parties, dit-elle; » elle perdit un verre de sang et s'aperçut de sa descente. Elle eut pendant trois mois de l'incontinence d'urine. Elle alla, en 1875, à Saint-Antoine, se faire soigner de cette descente. M. Dumontpallier constata une chute complète avec élongation du col qui était très gros. L'hystéromètre mesura 14 cent. de profondeur. Elle se plaignait, en même temps, de douleurs abdominales plus marquées à gauche, et de douleurs au coccyx. Ces douleurs la faisaient crier quand elle se baissait; enfin elle avait des crampes d'estomac et l'appétit capricieux.

C'est pour elle que M. Dumontpallier inventa son pessaire.

Depuis le pessaire elle souffre moins ; cependant elle a toujours les douleurs précitées quoique moins fortes; et depuis deux mois elle ne peut plus se tenir sur les jambes. C'est cette faiblesse qui la fait entrer chez M. Dumontpallier. Elle n'a ni anémie, ni bruit de souffle, mais elle se plaint toujours de maux d'estomac, elle a une parésie de la jambe gauche, une hémianesthésie du même côté et de la tympanite.

Cette malade fut toujours très impressionnable, pendant longtemps elle eut une céphalalgie frontale la nuit. Elle eut souvent des attaques de nerfs et des crampes d'estomac. Six jours après son premier accouchement qui fut pénible, elle eut, pendant quatorze mois, une paralysie des quatre membres et de la langue. Cette paralysie disparut brusquement, un beau matin, après une émotion. Depuis cette paralysie elle eut toujours de la faiblesse dans les membres.

Evidemment, on ne peut attribuer les troubles nerveux que présente cette malade à sa chute de matrice.

IV. — Descente de matrice ; parésie des membres inférieurs (due à la compression) ; guérison par le pessaire ; nervosisme antérieur.

Le 29 juillet 1878, une couturière, âgée de 54 ans, revient trouver M. Dumontpallier pour qu'il lui renouvelle son pessaire qu'elle porte depuis trois ans (sans être altéré). Cette femme, réglée à 10 ans, a eu 10 enfants. Le col descend jusqu'à la vulve; mais il n'est pas allongé. Avant l'emploi du pessaire, ses jambes pouvaient à peine la porter. « Elle aurait mis une heure pour faire 100 mètres. » Une fois assise, elle se relevait difficilement; de plus, elle avait une douleur vive au niveau du coccyx. Immédiatement après l'introduction de l'instrument elle éprouva un grand soulagement et put marcher un peu. Huit jours après elle allait de Charenton à Saint-Antoine, et les douleurs du coccyx disparaissaient.

Mais elle a toujours des crampes d'estomac qu'elle avait, du reste, avant sa descente. Elle a toujours été très impressionnable, très colère ; a souvent eu des palpitations et des névralgies lombaires droites. Elle n'est pas anémique.

Ici la parésie des membres inférieurs était certainement déterminée par la compression, car, la descente maintenue, elle recouvre immédiatement l'usage de ses membres.

Cependant on peut admettre que le nervosisme a joué le rôle

de cause prédisposante sans laquelle la compression eût été insuffisante. Le pessaire n'a pas fait disparaître les maux d'estomac relevant d'une autre cause que la pa-ésie. Mais s'ils dépendent du nervosisme, ils auraient pu diminuer ou disparaître momentanément, non sous l'influence directe du pessaire, mais sous son influence indirecte, par la satisfaction ou la surprise de la malade, en un mot par l'action qu'il aurait produit sur son moral. On sait qu'il suffit d'un rien, d'une pilule de taraxacum, si la malade a la foi, pour faire disparaître chez les nervosiques des accidents contre lesquels avaient échoué les médications les plus énergiques. Mais ces troubles nerveux auraient reparu peu de temps après leur disparition ou bien se seraient transformés en d'autres manifestations de même nature sur le même organe ou sur d'autres.

V. — Abaissement de l'utérus; rectocèle; hystérie antérieure.

Femme de 52 ans, réglée à 13 ans et régulièrement, 8 grossesses. Ménopause depuis trois ans, venue sans accidents.

Elle se plaint d'un poids énorme sur le siège, de tiraillements dans les reins, de sensation de brûlure dans le ventre, de fréquents besoins d'uriner, de névralgie intercostale gauche, de crampes d'estomac et de gastralgie.

On constate une rectocèle et un relâchement des parois vaginales. Le pessaire la soulage pendant deux mois. Elle revient me voir l'année suivante à Lariboisière. Les maux d'estomac n'ont jamais été calmés par le pessaire et les douleurs locales n'ont été calmées que pendant deux mois. Le pessaire était trop petit. Mais en plus des premiers troubles nerveux elle est d'une grande tristesse, elle pleure sans cesse, elle a de violents maux de tête, la sensibilité est diminuée à gauche, elle a la sensation « dans le gosier d'une noix qui lui monte de l'estomac. »

Son teint est jaunâtre, elle a des palpitations.

Cette femme a toujours eu une grande mobilité de la face et des lèvres, elle a toujours été impressionnable; elle avait souvent des maux de tête à l'invasion des règles.

A 14 ans, elle commença à avoir des attaques de nerfs occasionnées par la mort de sa mère, attaques dont elle souffrit longtemps. Enfin, à 37 ans, elle eut 2 ou 3 fois par an, et cela pendant trois ou quatre ans, des vomissements de sang très abondants au moment des règles. Elle en vomissait une pleine cuvette.

On ne peut nier ici l'indépendance des troubles nerveux par rapport à l'utérus. Quant aux hématémèses elles auraient pu faire songer à un ulcère de l'estomac. Il faut bien se garder de ces erreurs de diagnostic auxquelles nous exposent les hystériques.

VI. — Hypertrophie intra-vaginale du col; avortement; rétroflexion consécutive; nervosisme.

Cartonnière, âgée de 21 ans, réglée à 15 ans et régulièrement pendant un an; mal réglée à partir de 16 ans.

Elle est enceinte de cinq mois à son entrée. Le col est très gros et dépasse la vulve de 4 ou 5 centimètres. Cette hypertrophie avait déjà été constatée par M. Mesnet, à Saint-Antoine.

Quinze jours après son entrée elle accouche d'un fœtus de 5 mois et demi environ entouré de ses membranes. Quelques semaines après son avortement, elle se plaint de douleurs névralgiques dans le côté gauche, ces douleurs s'irradient dans le bras. Je constate des névralgies intercostales des premiers espaces et une irradiation douloureuse le long de l'accessoire du brachial cutané interne. En même temps, cette jeune fille névropathe qui a le clou, qui rougit de tout le corps à la moindre émotion, présente une anesthésie complète du bras gauche.

J'applique quatre plaques d'or. Un quart d'heure après survient la rougeur sous les plaques et sur l'avant-bras. La piqûre est douloureuse, le sang coule, tandis qu'avant elle était exsangue. La malade est étourdie, elle a mal à la tête. Les douleurs disparaissent en même temps. La sensibilité recouvrée a toujours persisté depuis et les douleurs ne sont plus revenues.

La disparition de ces accidents est survenue sous l'influence de la métallothérapie sans amélioration du côté des organes génitaux, car sous l'effet de l'avortement l'élongation du col s'est transformée en rétroflexion. Le corps repose sur le rectum. Le col regarde un peu en haut et forme un angle obtus avec le corps. La flexion s'est opérée dans la portion sus-vaginale du col. L'hystéromètre ne pénètre qu'à 5 centimètres de longueur.

Cette observation est remarquable par la possibilité de la fécondation malgré l'élongation du col et par la transformation de l'élongation en rétroflexion sous l'influence d'un avortement.

VII. — Léger abaissement; métrite ulcéreuse; antéversion; dyspepsie comcomitante et antérieure.

Domestique âgée de 32 ans. Elle habite une cuisine où il n'y a ni air ni soleil. Teinte terreuse.

Réglée à 10 ans. Bien réglée, trois ou quatre jours de durée

Sa première couche, facile, date de neuf ans. Mais elle s'est levée quatre jours après. Elle a souffert tout le temps de sa deuxième grossesse qui date de trois ans. Elle toussait beaucoup et urinait en toussant. Elle était forcée de de se tenir sur son séant, car couchée elle toussait davantage. Douleurs erratiques. Frissons tous les jours vers 10 heures du matin. Cependant l'accouchement fut facile, elle se leva sept ou huit jours après. Entre cette deuxième couche et son affection actuelle elle se plaignait de dyspepsie et de migraines.

En juin 1877, elle éprouva des douleurs, une sensation de boule d'eau et quelques élancements profonds dans le côté sur lequel elle se couchait. Enfin, elle avait des pertes blanches. Elle n'en avait eu jusqu'alors que pendant ses grossesses. Elle resta jusqu'en août 1878 sans se faire soigner. Elle alla chez un médecin qui diagnostiqua ulcère de la matrice et la cautérisa. En novembre 1878 elle entra chez M. Paul, à Saint-Antoine, qui en plus de l'ulcère constata un léger relâchement. Elle éprouvait des douleurs dans les reins et le bas-ventre qui s'irradiaient jusqu'aux cuisses. Il mit un pessaire de Sims ; mais elle revint en 1879, à Lariboisière, sans aucun soulagement. Cependant les règles sont toujours venues et l'ulcération est guérie. Elle se plaint, en plus, d'élancements au-dessous du sein, douleurs qu'elle n'éprouvait pas à Saint-Antoine, de maux d'estomac, de dyspepsie, de renvois acides, de douleurs au creux épigastrique, de dégoût pour le vin.

Evidemment on ne peut attribuer tous ces troubles au léger relâchement des parois vaginales ni à une antéversion douteuse. Toutes ces misères existaient depuis longtemps auparavant. Dès sa plus tendre jeunesse elle était maladive ; depuis l'âge de 16 ans elle avait des migraines et des coliques pendant les règles.

Sur les 14 cas de prolapsus utérin que nous venons d'analyser, le pessaire n'a agi que sur les douleurs locales, et encore quelques-unes revinrent-elles de temps à autre ; il a été sans action sur les troubles nerveux que nous avons rencontrés chez 7 malades. 3 de ces malades étaient hystériques, les 4 autres étaient nervosiques ou anémiques. C'est donc à l'anémie et au nervosisme qu'il faut rapporter la plupart de ces accidents nerveux. Quelques-uns devaient relever de l'alcoolisme.

Les auteurs insistent peu sur les troubles nerveux dans les déplacements et les déviations.

Voici l'opinion de Valleix :

« Il ne faut pas confondre les douleurs précédentes (douleurs locales) avec les douleurs d'une autre nature qui se manifestent dans divers autres points du corps, aussi bien que dans le bassin. Ces dernières sont de nature névralgique et sont dues, le plus souvent, à l'anémie autant qu'à l'état de l'utérus.

Ainsi on observe une névralgie lombo-abdominale et des névralgies intercostales reconnaissables à leurs points douloureux plus ou moins isolés, aux élancements, etc. Ce qui montre que ces douleurs sont plus ou moins indépendantes, c'est qu'elles peuvent persister lorsque l'utérus est redressé et que tous les autres symptômes ont disparu, et qu'elles cèdent alors aux moyens propres à combattre les névralgies.

Simpson a signalé particulièrement une douleur de nature névralgique qui se fait sentir sous le sein gauche. Cette douleur est fréquente, mais non constante, et elle est due à une névralgie intercostale.

Des douleurs de la même nature peuvent exister dans d'autres parties du corps (face, membre), mais elles sont beaucoup moins fréquentes.

Enfin nous signalerons l'inappétence, les digestions difficiles, douloureuses (gastralgies), le dépérissement, les palpitations, les bruits de souffle dans les artères, la décoloration des tissus (anémie).

Il faut joindre à ces symptômes ceux qui caractérisent l'hystérie, soit qu'il y ait de véritables attaques hystériques, soit que les malades n'éprouvent que cet état qu'on a appelé l'hystéricisme, et qui consiste dans de l'oppression, des spasmes, un malaise général, l'envie de pleurer, etc.

Cet état est fréquent chez les malades affectés de déviation, et ce qui prouve qu'il appartient à ces affections, c'est qu'il disparaît après le redressement. »

Valleix se trompe lorsqu'il dit que cet état disparaît après le redressement. Dans nos observations il n'a pas disparu, et s'il disparaît quelquefois, il revient au bout d'un temps plus ou moins long. Du reste, les douleurs utérines ayant disparu sous l'influence du redressement, les malades sont guéries des douleurs locales et dans leur satisfaction elles oublient momentanément leurs vieilles misères.

Nombre de femmes, en effet, ont des troubles nerveux ou anémiques depuis si longtemps que cette habitude morbide devient en quelque sorte une seconde nature. Elles ne s'en occupent que lorsqu'il vient s'y adjoindre des troubles menstruels et des douleurs utérines.

Article II. — *Déviations utérines.*

La plupart du temps les déviations sont consécutives à d'autres états pathologiques. Ainsi la rétroversion est souvent la suite de l'engorgement utérin, et l'on est en présence des symptômes de la métrite. Les latéroversions sont la plupart du temps consécutives à la rétraction des fausses membranes de la pelvipéritonite, et les douleurs sont plutôt symptomatiques de cette dernière. En résumé, les déviations sont rares et les flexions encore plus. Et pourtant, quand une personne souffre du bas-ventre, a des règles difficiles, des flueurs blanches, des névralgies, de la dyspepsie, au lieu de tenir compte de l'état général, scrofule, anémie, nervosisme, etc., on s'efforce de trouver une lésion utérine pour expliquer tous ces phénomènes; et à défaut d'une légère exulcération on imagine une déviation. On oublie que l'antéversion est l'état normal, et que M. Boulard, en 1854, dans sa thèse basée sur 107 observations, cherche même à établir que l'antéflexion est la règle chez le fœtus, chez l'enfant et chez la nullipare. On diagnostique une rétroversion sans regarder si la vessie est pleine. Pour être certain d'une déviation, il faut toucher la femme dans plusieurs positions. Si la déviation persiste, il y a des chances pour qu'elle soit véritable. Veut-on diagnostiquer une flexion, il faut débarrasser le rectum des scybales ; laisser passer l'état aigu, recourir à l'hystéromètre, et surtout éviter de porter un diagnostic qui n'aurait pas été précédé de plusieurs examens, à moins d'être expert en la matière. En général, c'est par hasard que l'on découvre ces infirmités, la plupart du temps silencieuses. Donc avant d'admettre que des symptômes soient sous leur dépendance, on doit interroger les antécédents avec le plus grand soin. Je n'ai rencontré qu'une antéflexion et qu'une rétroflexion. L'antéflexion a été déterminée par un pessaire et la femme est devenue enceinte malgré cette déformation. La rétroflexion est survenue après une fausse couche, chez une femme qui avait une hypertrophie de la portion sus-vaginale du col. Dans le 1er cas, la malade présentait de l'anesthésie et des névralgies, mais elle était nervosique. Et la preuve que ces phénomènes relevaient de la diathèse nerveuse, c'est qu'ils ont été guéris par les plaques d'or, malgré la persistance des lésions.

Nous n'avons que trois observations véritables de rétroversion, les voici résumées :

I. — Rétroversion ; pessaire qui ne calme pas les troubles nerveux ; nervosisme antérieur.

Femme de 52 ans, réglée à 14 ans. Elle perd abondamment pendant six jours et trois fois en deux mois. Apparition des règles douloureuses pendant un jour. Elle eut une fausse-couche et une grossesse. Elle entre pour des douleurs qu'elle ressent au sacrum et dans le bas-ventre. Névralgie iléo-lombaire droite, pesanteur sur le siège.

On constate une rétroversion et une atrésie du col datant de la ménopause, survenue à 48 ans.

Sa figure est mobile. Elle souffre dans le dos, il lui semble que des chiens la rongent.

Elle tremble, a des pituites. Elle est, en un mot, alcoolique. Toute sa vie elle eut le sommeil agité, des migraines tous les quinze jours. A 14 ans, à la suite d'une peur, elle devint chlorotique. Sa mère était nerveuse. Le pessaire ne calma que lès douleurs locales.

II. — Rétroversion ; hémianesthésie droite ; hystérie antérieure.

Au numéro 2 entre, le 9 novembre 1878, une forte femme, âgée de 34 ans. Sa mère et sa sœur sont hystériques.

Règles à 18 ans ; arrêt pendant deux ans. Depuis leur retour elles se montrent très irrégulièrement et sont peu abondantes. A deux enfants très nerveux.

A son premier enfant, il y a dix ans, il se produisit, au moment de l'expulsion, une déchirure du col qui nécessita huit cautérisations ; et le retour des couches n'eut lieu que six mois après. C'est à partir de ce moment qu'elle eu des attaques de nerfs à la moindre contrariété, des vomissements de bile fréquents, des palpitations, et que ses migraines siégeant à droite devinrent plus fréquentes.

On constate une rétroversion avec rougeur et engorgement du col. On applique un pessaire sans résultat. Elle présente aussi une hémianesthésie complète du côté droit. On essaye en vain presque tous les métaux. Le platine seul fait disparaître momentanément les troubles de la sensibilité et produit le phénomène du transfert.

Il est bien plus logique de rattacher tous ces troubles nerveux à l'hystérie qu'à la rétroversion.

III. — Rétroversion utérine ; scrofule ; légère anémie ; bon appétit ; pas de céphalalgie.

Jeune fille de 20 ans, réglée à 15 ans, pendant six jours. Elle entre pour des douleurs dans le bas-ventre survenues, il y a quinze jours, au moment des règles qui se sont supprimées au bout de deux jours.

Nous avons un cas de latéroversion et un d'antéversion douteuse.

Latéroversion droite ; métrite légère ; nervosisme antérieur ; anémie.

Forte femme de 23 ans ; malade depuis qu'elle est bonne à Paris. Elle habitait la campagne auparavant. Maintenant elle est dans une cuisine sans air ni soleil.

Réglée à 12 ans. Bien réglée jusqu'à son mariage. A une petite fille.

Elle entre ici pour des flueurs blanches et des douleurs dans le côté. On constate un utérus lourd, une légère ulcération du col, une latéroversion droite et une légère rétroversion.

Depuis qu'elle est à Paris elle devient anémique et nerveuse. Elle présente un bruit de souffle au cœur et au cou; elle est grasse, mais les chairs sont flasques. Elle ne présente pas d'autre trouble nerveux que des névralgies iléo-lombaires.

Je la rends insensible sous des plaques d'or. Je les laisse toute une nuit; l'insensibilité persiste encore sous les plaques le lendemain matin; je les enlève et les pose sur le siège des névralgies iléo-lombaires. Celles-ci disparaissent et la sensibilité revient au bras. (J'ai rarement calmé les névralgies avec les plaques. Elles réussissent mieux contre la céphalalgie.) Du reste les névralgies ne disparaissent que momentanément.

Après ses règles, je constate qu'elle est insensible à l'avant-bras droit. Je lui fais une injection d'eau distillée sans résultat, je lui fais ensuite une injection de chlorure d'or et de sodium au 1/200e; immédiatement elle éprouve une sensation de fourmillemements qui montent le long du bras et descendent vers les doigts, et la sensibilité revient.

On ne peut mettre ces troubles de la sensibilité sur le compte de l'affection utérine. Sous l'influence de chagrins (elle venait de se séparer de son mari) et de privations (surtout privations d'air et de soleil) le nervosisme se développait chez elle. Les plaques d'or ont fait surgir une de ses manifestations, l'anesthésie. Elles ont joué le rôle de cause occasionnelle. Une autre fois, c'est la menstruation qui a joué le même rôle en faisant également naître de l'anesthésie.

Un cas d'antéversion.

Femme de 24 ans, réglée à 15, régulièrement. Dysménorrhée et vomissements au début des règles pendant le repas. Nullipare.

Depuis trois ans, douleurs partant du nombril et s'irradiant à gauche. N'étant pas assez vigoureuse pour le travail des champs, elle vient comme bonne à Paris. Mais, depuis six mois qu'elle est ici, elle devient anémique. Bruit de souffle au cou et palpitation. En plus, elle a la boule hystérique, des douleurs lombaires et des flueurs blanches.

On ne constate rien du côté de l'utérus, sauf de l'antéversion. Mais son anémie et la fatigue nerveuse résultant de ses premiers rapports sexuels ne sont-elles pas suffisantes pour rendre compte de tous les accidents?

Nous placerons dans ce chapitre deux observations de vices de conformation.

I. — Atrésie vaginale ; aucun trouble nerveux ; anémie.

Cetté femme fut réglée à 20 ans. A chaque époque menstruelle, elle éprouve des douleurs très vives dans les reins. Elles cessent dès que le sang commence à s'écouler.

Il y a deux ans elle eut une péritonite.

En 1877 elle entra dans le service pour une névralgie iléo-lombaire qui lui causait des douleurs très vives. On constate à cette époque une atrésie vaginale. Il n'y a pour l'écoulement des règles qu'un petit orifice du calibre d'un porte-plume. Pendant sept semaines on fit un vagin artificiel en dilatant avec des éponges préparées et en déchirant les tissus.

Elle entre le 19 mars 1878 pour de nouvelles douleurs iléo-lombaires, très vives au moment des règles. A la partie moyenne du vagin existe un anneau cicatriciel qui empêche l'introduction du doigt. Cependant au bout de quelques jours de repos la malade est rétablie.

Ainsi, malgré la dysménorrhée par suite d'un obstacle mécanique, la malade ne présentait aucun trouble nerveux, sauf des névralgies iléo-lombaires.

Elle était très-anémique. On la guérit de son anémie avec des préparations ferrugineuses. Des plaques de fer appliquées sur les avant-bras la rendirent insensible à leur niveau.

II. — Imperforation du col utérin ; hystérie héréditaire ; règles supplémentaires par des hémorrhoïdes ; crises d'hystéro-épilepsie.

Vaginisme, guérison des troubles nerveux par le nitrate d'argent (elle avait de l'aptitude pour ce métal). Cette observation a été publiée par M. Révillout dans la Gazette des hôpitaux. Femme âgée de 39 ans ; molimen menstruel à 14 ans. Règles hémorrhoïdales à 18 ans.

On ne peut mettre les crises d'hystéro-épilepsie de cette malade sur le compte de l'imperforation utérine et de la suppression, depuis dix-huit mois, de ses règles hémorrhoïdales. Elle n'eut ses attaques de nerfs, héréditaires du reste, qu'à 25 ans. Elles étaient donc postérieures de beaucoup à la pubertéet a ntérieures à la suppression menstruelle.

CHAPITRE VI.

AFFECTIONS NÉOPLASIQUES.

Article I. — *Cancers.*

Je viens d'étudier les troubles nerveux dans les maladies inflammatoires et les déplacements ; ils m'ont toujours paru dépendre plutôt de l'état général que de l'état local, voyons s'il en est ainsi dans les affections dont la nature diathésique est indiscutable.

J'ai observé 11 cancers de l'utérus. Sur ce nombre, je n'ai constaté qu'une seule fois des troubles nerveux. Ils consistaient tout simplement en de l'hypo-analgésie du membre supérieur gauche. La femme était hystérique. Pourtant plusieurs malades se trouvaient dans des conditions favorables au développement de ces troubles.

Ainsi, toutes étaient anémiques ; l'une d'elles n'avait que 26 ans ; une autre fut prise d'une péritonite cancéreuse aiguë ; une troisième eut un abcès qui s'ouvrit dans la région lombaire ; une quatrième portait une fistule vésico-vaginale consécutive ; une cinquième était hystérique et une sixième nervosique.

Malgré ces complications, malgré l'hystérie, malgré l'anémie profonde, les malades ne présentaient aucun trouble nerveux réflexe. Je ne parle pas, bien entendu, des douleurs de la sphère génitale. Mais si ces femmes n'ont pas eu de troubles nerveux, il faut remarquer qu'elles étaient toutes d'une bonne santé antérieure et que 3 seulement, sur 11, étaient nervosiques ou hystériques.

Je donne, in extenso, deux observations de cancer qui méritent d'être relatée avec détail à cause de la complication rhumatismale bizarre qui survint à la suite de cautérisations au chlorure de zinc.

Cancer du col ; rhumatisme génital sous l'influence de cautérisations au chlorure de zinc.

Femme de 38 ans, bien portante auparavant, grands parents morts à 80 ans, parents bien portants. Réglée à 13 ans et bien réglée. Sa première couche fut pénible ; elle fut accouchée au forceps de deux jumaux. Légère péritonite consécutive.

Cancer du col depuis l'année dernière ; début par métrorrhagie. Actuellement teinte jaune-paille ; murmure continu dans les vaisseaux du cou. Elle conserve toujours sa gaîté, malgré des métrorrhagies abondantes qui obligent de la tamponner deux ou trois fois dans le courant de septembre et octobre 1878, les injections d'ergotine étant insuffisantes. En novembre, la malade n'étant pas trop amaigrie, M. Dumontpallier se demande si en détruisant le champignon qui ne siège que sur le col on ne diminuerait pas les hémorrhagies. On cautérise alors, deux ou trois fois par semaine, avec une solution saturée de chlorure de zinc des végétations grisâtres, friables, ressemblant à des choux-fleurs, mais moins dures et saignant au moindre attouchement.

En décembre, le lendemain d'une cautérisation au chlorure de zinc, elle éprouve des douleurs dans l'annulaire droit. Ces douleurs s'irradient jusqu'au poignet. Elle ne peut remuer ce doigt, dont la moindre pression exagère la douleur. Les autres doigts, la main et le poignet enflent les jours suivants. Elle ne peut fléchir les doigts, ni le poignet. Il existe de la rougeur sur le trajet de l'annulaire et du métacarpien. Le gonflement s'arrête au niveau du poignet, dont les gaines tendineuses sont prises. Elle ne peut soulever la main sans douleur (ouate et baume tranquille).

Le 31 décembre, le gonflement a presque disparu.

Voilà un véritable rhumatisme génital. Cette malade n'avait jamais eu de douleurs rhumatismales. Cependant ce rhumatisme ne paraîtrait qu'une simple coïncidence si, presque en même temps, n'était survenu un fait analogue.

Cancer du col ; arthrite génitale et péritonite aiguë sous l'influence de cautérisations au chlorure de zinc.

Le 11 novembre 1878 entre une petite femme maigre, au teint jaune-paille, présentant une déviation rachitique de la colonne vertébrale depuis l'âge de 2 ans. Elle est âgée de 40 ans. Les règles, venues à 13 ans, sont régulières, mais elles sont toujours précédées de nausées, de coliques et de maux de reins. C'est de 13 à 16 ans que ces phénomènes étaient marqués. Deux grossesses. Depuis trois mois, trois métrorrhagies très abondantes qui ont duré chacune de huit à quinze jours (ergot de seigle). Champignons cancéreux de la lèvre antérieure du col. Aucun trouble nerveux.

On traite aussi cette tumeur par des cautérisations au chlorure de zinc.

Après quelques cautérisations la malade éprouve dans l'articulation de l'épaule gauche une sensation de malaise. Le 5 décembre, le malaise qu'elle éprouve dans l'épaule gauche devient une vive douleur augmentée par la pression et accompagnée de gonflement au niveau de l'articulation. En même temps, bien qu'on ait cessé les cautérisations depuis cinq jours, elle est prise de vomissements bilieux et de douleurs abdominales violentes que la moindre pression exagère (collodion sur le ventre).

Le 7 décembre, les douleurs dans le ventre ont disparu et la douleur de l'épaule a diminué.

Le 8 décembre, l'épaule n'est plus douloureuse à la pression. Elle n'y éprouve plus que du malaise et de la gêne quand elle remue le bras.

Cette malade ne présente aucun antécédent rhumatismal ; elle n'est pas sujette aux douleurs, son père est mort à 74 ans et sa mère à 65 ans, d'une maladie chronique dont elle ne peut dire le nom. Un frère de 44 ans se porte bien.

Les auteurs gardent le silence sur les troubles nerveux dans les cancers de l'utérus. Grisolle se contente de dire : « Il en est chez lesquelles d'anciens accès d'hystérie se réveillent. » Pour Grisolle, comme pour nous, la lésion utérine par rapport à l'hystérie ne joue que le rôle de cause occasionnelle. Étudions maintenant les troubles nerveux dans les corps fibreux.

ARTICLE II. — *Corps fibreux.*

Nous avons pris 6 observations de corps fibreux chez M. Dumontpallier.

I. — Tumeur fibreuse volumineuse, libre et flottante dans le péritoine, chez une femme de 44 ans ; métrorrhagies ; anémie ; aucun trouble nerveux. (Douleurs lancinantes dans les reins et l'hypogastre.)

II. — Tumeur fibreuse du volume d'une tête d'adulte située dans les ligaments larges et complètement indépendante de l'utérus chez une femme de 85 ans ; pas de troubles nerveux ; aucune douleur (observation présentée à la Société anatomique).

III. — Tumeur fibreuse volumineuse chez une ancienne hystérique, âgée de 45 ans ; aucun trouble nerveux (a été réglée à 11 ans et demi) ; aucune douleur ; anémie ; œdème des jambes.

IV. — Tumeur fibreuse chez une ancienne hystérique; Pas de troubles nerveux; métrorrhagies.

Femme de 51 ans, réglée à 14 ans, mais irrégulièrement et pendant huit ou dix jours jusqu'à 16 ans. Ménopause à 48 ans. Les attaques de nerfs cessèrent à cette époque. Il y a deux ans, à la Charité, elle eut une paralysie droite pendant deux jours. Cette paralysie fut précédée d'une perte de connaissance de deux heures et d'une perte de la parole pendant un jour. Métrorrhagie qui l'oblige à entrer. On constate un col vierge (elle n'a jamais eu d'enfants) et une énorme tumeur fibreuse. Elle n'accuse aucune douleur.

On ne peut mettre l'hémiplégie passagère sur le compte du corps fibreux. Elle fut de nature hystérique ou organique.

V. — Corps fibreux volumineux; paralysie croisée.

Une ménagère, âgée de 41 ans, entre le 3 mai 1878 pour une parésie des quatre membres.

Réglée à 18 ans, 4 jours de durée. Eut une grossesse. Depuis dix ans elle sent son ventre grossir. Depuis dix-huit mois légères métrorrhagies. Depuis un an douleurs rénales et névralgie iléo-lombaire gauche et du dernier nerf intercostal droit. Tumeur fibreuse grosse comme une tête d'adulte. A 24 ans elle avait souvent des faiblesses et des étourdissements. Depuis trois ans elle marche difficilement. Une faiblesse de jour en jour plus grande envahit le bras gauche et surtout la jambe droite. Depuis quinze jours la marche est impossible. A son entrée elle ne peut lever la jambe droite, ni la remuer. Parésie des autres membres, surtout du bras gauche. Sensibilité normale.

Cependant, à la main gauche, la malade ne sent la piqûre que comme à travers un gant. Quand elle pouvait marcher, elle avait la sensation de duvet ou de tapis sous la plante du pied. Dyn. 26 k. à dr., 15 k. à g. Céphalalgie frontale continuelle, plus intense après les règles; étourdissements fréquents; perte de mémoire depuis un an; vue affaiblie à gauche; ouïe dure; sommeil léger; intelligence conservée.

Anémie; souffle diastolique artériel au cou.

Peut-on considérer cette paralysie croisée comme un trouble réflexe du corps fibreux? M. Quinquaud, qui vit la malade, crut la paralysie d'origine cérébrale. Je partage son opinion. S'il n'y avait qu'une paraplégie, on pourrait à la rigueur la mettre sur le compte de la compression. Mais nous avons une parésie générale avec paralysie croisée du bras gauche et de la jambe droite. En plus, la malade se plaint d'une céphalalgie frontale continuelle, de troubles de la vue et de perte de la mémoire depuis un an.

Cette observation est certainement celle qui présente les troubles nerveux les plus difficiles à interpréter. Aussi l'ai-je donnée en détail.

VI. — Corps fibreux ; hémiplégie gauche.

Une couturière, âgée de 46 ans, entre le 2 août 1878. Elle fut réglée à 11 ans. Dysménorrhée à l'arrivée des règles qui duraient dix-huit jours. Elle perdait, prétend-elle, 4 litres de sang par mois. Elle s'évanouissait fréquemment pendant ses règles, surtout quand elle respirait des odeurs fortes. Elle eut un enfant. Ménopause à 45 ans.

On constate une tumeur fibreuse, située du côté gauche, du volume d'une tête de fœtus. Elle eut, il y a six mois, une première métrorrhagie qui dura quatre mois. Vers l'âge de 7 à 8 ans elle eut plusieurs jaunisses.

Il y a sept ou huit ans elle eut une rétention d'urine ; pendant cinq ans elle fit usage d'une sonde deux ou trois fois par jour. Depuis trois ans cette rétention a disparu. Lorsqu'elle ne pouvait plus uriner elle remarqua que le bras gauche devenait paresseux et lourd. Enfin, après une perte de connaissance de quelques minutes et des vomissements qui durèrent une journée, la jambe gauche se paralysa à son tour. Aujourd'hui la malade présente une hémiplégie gauche et marche très péniblement en traînant la jambe. Céphalalgie occipitale, clou hystérique, battements dans les tempes. En même temps que l'hémiplégie, elle présente du même côté une hémianesthésie complète de la peau et des sens. Au dynamomètre elle donne 12 kil. à gauche, 28 kil. à droite. L'or n'a aucune action sur l'anesthésie, mais l'argent ramène la sensibilité pendant plusieurs jours.

(Elle m'avoua avoir eu la syphilis et me demanda de l'iodure.)

Bien que cette malade n'ait jamais eu d'attaques de nerfs, elle est hystérique. Les règles venues à 11 ans, abondantes au point de devenir des ménorrhagies dès cet âge, les jaunisses, le clou hystérique et l'anesthésie en sont des preuves irréfutables. Mais faut-il attribuer la rétention d'urine et l'hémiplégie à l'hystérie, à la syphilis ou à une hémorrhagie ? Voilà des questions plus difficiles à résoudre. Toujours est-il qu'on ne peut la considérer comme paralysie réflexe d'une tumeur fibreuse indolente qui n'a manifesté sa présence que par une métrorrhagie en juin 1878, tandis que la paralysie date de huit ans. Comme elle s'est établie progressivement et en deux temps, il ne serait pas illogique de croire à sa nature syphilitique.

Article III. — *Polypes.*

I. — Polype fibreux gangréné du volume d'une tête de fœtus de 6 mois; anémie profonde; aucun trouble nerveux.

Femme de 48 ans, vigoureuse, réglée à 14 ans. Métrorrhagies depuis cinq ans. Une partie du polype, grosse comme le poing, fait saillie dans le vagin. Il est si ramolli qu'on pourrait le prendre pour une végétation du col. Aucune douleur.

II. — Végétation fibro-vasculaire du col; guérison complète par les cautérisations au chlorure de zinc; aucun trouble nerveux; état général satisfaisant.

III. — Polype vasculaire étranglé par le col sous l'influence de l'ergot de seigle; anémie; pas de troubles nerveux.

Au n° 16 se trouve une Allemande d'une bonne santé antérieure, âgée de 32 ans. Régulièrement réglée à 14 ans. Elle eut 6 enfants. En mars 1877 elle était enceinte et perdait un peu de sang; enfin, au bout de trois mois, elle fit une fausse couche accompagnée de pertes abondantes. Elle devint très anémique et pendant trois mois elle n'eut pas ses règles. Au mois d'août 1877, elle eut de fortes hémorrhagies. On reconnut l'existence d'un polype vasculaire inséré sur le côté droit de la cavité du col. Cautérisations au chlorure de zinc. Mais de temps à autre métrorrhagies exigeant le tamponnement et l'administration de l'ergot de seigle, 2 à 4 grammes par jour, pendant cinq ou six jours. On remarqua que sous l'influence de cet agent thérapeutique la tumeur faisait une saillie plus considérable dans le vagin et qu'elle tendait à se pédiculiser. Cette particularité donna l'idée d'employer l'ergot comme moyen curatif. En effet, l'utérus en se resserrant étrangla la tumeur qui peu à peu tomba en gangrène. La malade, malgré l'anémie profonde déterminée par les pertes, ne présenta aucun trouble nerveux; elle n'accusa même aucune douleur et conserva toujours son appétit.

A cause de son anémie, je pensais que le fer devait lui convenir ; mais avant de le lui donner à l'intérieur, je voulus voir si des plaques de fer pouvaient produire des phénomènes sur une femme nullement nerveuse et qui ne présentait aucun trouble de la sensibilité. Au bout d'un quart d'heure elle devint insensible sous les plaques et dans une zône de quelques centimètres. Cette insensibilité persista quelques heures, puis fit place graduellement à la sensibilité, malgré la présence des plaques. D'après M. Burq cette exploration était suffisante pour prouver l'aptitude de cette malade pour le fer. En effet, ce métal qui à l'extérieur avait déterminé quelques phénomènes en produisit à l'intérieur de bien plus sensibles, car sous l'influence de deux cuillerées à bouche par jour de sirop de citrate de fer ammoniacal l'anémie disparut à vue d'œil.

IV. — Petit polype muqueux du col ; ménorrhagies depuis quatre ans.

Femme de 45 ans. Règles à 15 ans. Multipare. Aucun trouble nerveux. Légère anémie.

En résumé, dans 6 observations de tumeurs fibreuses et 4 de polypes, aucune femme ne présenta des troubles nerveux. Du reste, non seulement les corps fibreux ne réveillèrent pas l'hystérie, mais dans quatre cas ils ne déterminèrent aucune douleur locale. Les polypes ne s'accompagnaient pas non plus de douleurs. Et pourtant la plupart des femmes étaient fort anémiques !

Article IV. — *Tumeurs ovariques.*

A. — Kystes des ovaires.

I. — Kyste de l'ovaire contenant 18 litres de liquide ; pas de troubles nerveux

Réglée à 16 ans. Ménopause à 40 ans. Elle a 65 ans. Elle n'a que des douleurs névralgiques peu intenses qui se propagent dans la cuisse gauche. Elle succombe à la cachexie.

II. — Kyste ovarique gauche ; aucun trouble nerveux (opérée avec succès par M. Terrier, à la Salpêtrière).

Femme de 51 ans. Père mort d'un cancroïde de la lèvre. D'une bonne santé antérieure. Ménopause à 46 ans. Début probable à cette époque. Pas de troubles nerveux.

III. — Kyste de l'ovaire (opéré avec succès par M. Polaillon).

Femme de 21 ans, réglée à 16 ans et demi et régulièrement. Début probable il y a quatre ans. Anémie profonde, bouffissure, cependant pas de bruit de souffle anémique, aucun trouble nerveux. Nous avons revu la malade après l'opération. Elle était complètement guérie, mais toujours anémique.

IV. — Kyste de l'ovaire (opéré avec succès par M. Polaillon).

Le 25 septembre 1878 entre pour une vaginite une jeune fille de 19 ans. Le 11 octobre 1877 elle avait été opérée d'un kyste ovarique gauche, à double poche, contenant 8 litres de liquide. Depuis l'opération les règles viennent abondamment tous les vingt-deux ou vingt-trois jours et durent deux jours et demi.

Sous l'influence de son kyste, puis de sa vaginite et d'un abcès de la glande de Bartholin elle aurait dû avoir des troubles nerveux, car elle est nervosique par hérédité. Sa mère était nerveuse. Elle a une sœur hystérique. Elle-même a eu des convulsions dans sa jeunesse jusqu'à 9 ans. Elle est très colère, étouffe quand elle s'emporte, a souvent des étourdissements. Enfin elle est légèrement insensible du côté gauche.

V. — Kyste ovarique droit; anémie; aucun trouble nerveux.

Femme de 45 ans, bien portante jusqu'ici. A eu 2 enfants. Entre deux fois dans le service pour des douleurs abdominales profondes, pour des névralgies iléo-lombaires droites et de la fièvre. Ces douleurs sont dues à des poussées légères de péritonite occasionnées par un kyste volumineux. Elles disparaissent par le repos et sous l'influence de purgations administrées contre la constipation opiniâtre. Anémie considérable, teinte jaune; pas de souffle.

B. — Cancers des ovaires.

I. — Epithélioma myxoïde des ovaires et du péritoine.

Femme de 36 ans, réglée à 12 ans et demi. A toujours été bien réglée; mais il y a deux mois, c'est-à-dire en janvier 1879, les règles ont cessé d'apparaître par suite de l'épuisement.

Les ovaires sont transformés en une multitude de kystes de grosseur variée, remplis les uns de sérosité jaunâtre et sirupeuse, les autres d'un liquide lactescent. Ascite. Plusieurs ponctions donnent de la sérosité. A la fin de son existence, en avril, la malade fut prise d'une pleurésie gauche, la première ponction était séreuse, la deuxième commença à devenir sanguinolente. Les deux dernières étaient sanguinolentes. Elle succomba le 28 juillet, cachectique et atteinte d'une phlegmatia. Mais elle n'eut aucun trouble nerveux.

L'analyse des pièces faite au Collège de France par M. Chambard prouva que l'on avait eu affaire à un épithélioma myxoïde des ovaires qui s'était généralysé au péritoine. Il est probable que la pleurésie hémorrhagique devait être de même nature. Mais le sujet étant réclamé, nous n'avons pu ouvrir la poitrine.

Ce serait le deuxième cas d'épithélioma myxoïde généralisé à la plèvre. Nous avons présenté le premier cas à la Société anatomique en 1877. Mais d'après les antécédents de la malade on pourrait se demander aussi si la pleurésie n'était pas tuberculeuse. Son père est mort de la poitrine à 44 ans, il fut deux ans malade. Sa mère est morte de la même maladie à 33 ans; elle fut un an malade. Sur deux frères, l'un est mort à 23 ans de la poitrine, le second est mort à 11 ans d'une maladie cérébrale. Sur deux sœurs, l'une eut une déviation de la colonne vertébrale, l'autre est bien portante. Quant à elle, il y a dix-sept ans, elle eut une bronchite qui dura trois ou quatre mois et elle cracha du sang pur. Les sommets des poumons étaient douteux.

Il n'est pas rare de trouver, comme complication ultime, des tubercules dans les poumons des cancéreuses comme dans les poumons de tout malade qui succombe à une affection cachectique, cirrhose, etc. ; mais il est exceptionnel de voir le cancer se développer chez un tuberculeux. Cette malade ferait-elle exception?

II. — Cancer de l'ovaire gauche pris pour un corps fibreux; quelques tubercules au sommet des poumons; aucun trouble nerveux.

Femme de 45 ans, réglée à 10 ans et demi. Les règles sont régulières; mais elles durent huit jours et sont très abondantes. Elle eut 13 enfants; il lui reste

5 filles. De 1876 à 1877 elle eut des ménorrhagies. On constata des polypes muqueux qu'on opéra.

En 1878, on sentait une tumeur volumineuse, dure, sise à la limite de la région hypogastrique et de la région iliaque gauche. Elle se cachectisa peu à peu, fut prise d'une phlegmatia gauche et mourut en fin juin 1878 sans avoir présenté de douleur ni de troubles nerveux.

L'autopsie révéla un cancer de l'ovaire gauche gros comme un œuf d'autruche. L'intérieur était formé de loges kystiques renfermant une matière caséeuse, jaunâtre, café au lait. L'utérus était sain, quelques petits polypes muqueux sur le fond. Le tiers du poumon gauche était infiltré de matière caséeuse, adhérences pleurales solides à ce niveau. Le sommet droit présentait quelques granulations tuberculeuses.

Les causes de l'erreur de diagnostic furent les ménorrhagies, la présence des corps muqueux, la dureté de la tumeur et l'absence de douleur.

III. — Cancer encéphaloïde des ovaires et du péritoine; cachexie cancéreuse; aucun trouble nerveux.

Femme de 50 ans. D'une bonne santé antérieure; elle n'est arrêtée que depuis trois semaines; ascite abondante; mort.

Sur 8 tumeurs des ovaires, c'est-à-dire sur 8 maladies organiques siégeant sur l'organe principal de la génération, nous ne rencontrons aucun trouble nerveux, non seulement à la période d'état où l'ovaire est détruit, mais même à la période d'invasion où l'ovaire irrité pourrait, s'il était, comme on dit, un centre d'irradiation nerveuse, faire retentir son trouble sur les divers appareils de l'économie. Pourtant, quelques-unes de nos malades étaient jeunes, l'une même, âgée de 19 ans, était névropathe. Du reste les auteurs sont muets sur les troubles nerveux dans les maladies des ovaires. Dans l'ovarite même aucun ne parle de troubles nerveux réflexes. M. Bernutz cite un cas de tuberculose des ovaires chez une hystérique dont les attaques avaient cessé quelques années avant, lors de l'apparition des tubercules dans les poumons, et qui ne reparurent pas au moment de l'envahissement des ovaires. Les tumeurs des ovaires ne s'accompagnent que de douleurs locales, dont la violence est en rapport avec l'acuité et l'étendue de l'inflammation péritonéale. Il en est de même de l'ovarite qui du reste ne peut être diagnostiquée la plupart du temps et doit avec la salpingite rentrer dans la pelvi-péritonite.

Parmi nos malades atteintes de kyste de l'ovaire trois ont été opérées avec succès. Ces tumeurs récidiveront-elles ? Les suites d'ovariotomie ne sont pas encore assez connues pour que l'on puisse juger cette question. Mais d'après les histologistes on doit craindre une récidive plus ou moins éloignée, car la plupart des kystes seraient des épithéliomas myxoïdes. Une de mes observations vient corroborer l'opinion des histologistes sur la nature épithéliale des kystes. En effet, le père de la malade qui a eté opérée avec succès par M. Terrier était mort d'un cancroïde de la lèvre.

CHAPITRE VII.

HÉMORRHAGIES UTÉRINES.

Jusqu'à présent nous avons étudié les affections utérines proprement dites et nous avons trouvé que les troubles nerveux concomitants ne relevaient pas de l'utérus, mais d'une autre cause morbide : nervosisme, hystérie, anémie, alcoolisme, etc., que tout au plus les affections utérines pouvaient jouer le rôle de cause occasionnelle.

Étudions maintenant les affections utérines où les hémorrhagies dominent la scène. Nous avons déjà parlé des troubles nerveux dans les hémorrhagies consécutives aux cancers et aux corps fibreux, passons maintenant à l'étude des troubles nerveux causés par les hémorrhagies formidables qui surviennent dans le cours de la grossesse.

Nous avons observé trois insertions vicieuses. Deux ne présentaient aucun trouble nerveux, malgré l'anémie. La troisième mourut par suite de l'abondance de la métrorrhagie pendant l'accouchement.

On lui comprima l'aorte pendant deux heures. Elle était exsangue. Cependant elle n'était pas insensible; mais, au moment où l'on cessa la compression de l'aorte, elle fut prise de légères convulsions de la face et elle expira en quelques secondes.

Nous avons observé 10 fausses-couches, une seule présenta des troubles nerveux. Voici l'observation :

I. — Fausse couche de trois mois; troubles nerveux; anémie et nervosisme.

Fille de 18 ans. Père mort de la poitrine, il était épileptique. Réglée à 14 ans.

Le lendemain de l'expulsion du fœtus, frissons et fièvre 39,4, 120 pulsations. Expulsion du placenta, trois jours après.

La malade, très anémique, se rétablit peu à peu. Pendant la convalescence, elle est anesthésique du côté droit. La sensibilité est ramenée par les plaques d'or.

Cette femme avait des antécédents nerveux. Pendant la guerre elle eut peur d'un obus qui tomba dans sa chambre et le bras gauche sa paralysa; puis, un peu plus tard, la paralysie gagna la jambe droite, elle était donc croisée. Cette paralysie dura deux ans et cessa brusquement. Elle a toujours eu la boule, a toujours pleuré sans raison, et s'est toujours plainte de névralgies intercostales.

Les 9 autres avortements furent exempts de troubles nerveux jusqu'au rétablissement complet de la femme. Cependant l'une d'elles était hystérique et anciennement choréique. Sur ces 10 fausses-couches, suivies d'anémie plus ou moins profonde, nous n'avons qu'une observation avec troubles nerveux, c'était une femme qui avait eu une paralysie hystérique et dont pourtant les troubles nerveux n'ont consisté qu'en une anesthésie que l'or fit disparaître.

D'après ces observations on serait donc en droit de conclure que l'anémie seule est insuffisante pour produire les troubles nerveux.

Du reste, la recherche des troubles nerveux dans les autres affections utérines suivies d'anémie me confirme dans cette opinion.

Les hémorrhagies les plus graves sont les hémorrhagies symptomatiques d'inertie utérine ; je n'ai jamais vu dans ces hémorrhagies en fait de troubles nerveux que de l'épuisement, du vertige, des étourdissements, de l'obnubilation intellectuelle et à un plus haut degré des syncopes. Mais je n'ai jamais rencontré les anesthésies, le tympanisme, la boule, le clou, les névralgies, les paralysies, la gastralgie, etc. Enfin, c'est dans les affections utérines qui se compliquent de l'anémie la plus profonde que j'ai rencontré le moins de troubles nerveux. En effet, sur 11 cancers de l'utérus où toutes les malades étaient forcément anémiques, en dehors des douleurs locales, je n'ai pas vu un seul trouble nerveux. Sur 8 tumeurs de l'ovaire toutes plus ou moins compliquées d'anémie, une seule femme névropathe, dont les parents étaient hystériques, présentait en fait de troubles nerveux de l'insensibilité du côté gauche.

Enfin sur 10 tumeurs fibreuses ou polypes, malgré les ménorrhagies dont la conséquence forcée est l'anémie, aucune ne présenta de troubles nerveux.

Aux hémorrhagies utérines, il faut ajouter les hématocèles qui ne sont que des hémorrhagies internes suivies de péritonite. J'en ai observé trois cas, deux chez Dumontpallier et un chez M. Paul. Le premier cas ne s'accompagnait d'aucun symptôme nerveux. Le deuxième était une hématocèle suppurée ouverte dans le rectum, chez une femme alcoolique et hystérique. La troisième hématocèle présenta quelques irradiations douloureuses le long des nerfs sciatiques et cruraux, et voilà tout. Cette dernière fut réglée tard, à 20 ans, les deux autres l'ont été à 14 et 15 ans. C'est la malade dont la menstruation fut tardive qui présenta les irradiations douloureuses.

CHAPITRE VIII.

VAGINITES.

Nous venons de passer eu revue les principales affections utérines. Je laisserai de côté les affections de la vulve et du vagin ; elles sont sans importance auprès des affections utérines. Souvent elles ne sont qu'une manifestation locale d'une affection générale, syphilis, hystérie (vaginisme).

La vaginite seule mérite d'attirer notre attention. Je ne parlerai pas de celle qui accompagne la plupart des affections utérines, mais de la vaginite virulente.

Il est curieux de chercher les troubles nerveux que peut produire une affection vraiment locale, relevant uniquement d'une cause externe.

I. — Vaginite et métrite ; rhumatisme blennorrhagique ; pas de troubles nerveux.

Réglée à 14 ans. Rhumatisme articulaire aigu il y a cinq ans.

II. — Vaginite ; arthrite blennorrhagique ; troubles nerveux concomitants ; nervosisme antérieur.

Femme de 21 ans, réglée à 13 ans ; mal réglée jusqu'à 15 ans. Arthrite du genou droit. Vaginite.

La figure est mobile et tirée. Le front est ridé. Elle est impressionnable, clou hystérique, céphalalgie et névralgies gauches depuis l'enfance ; points douloureux épiphysaires; dyspepsie depuis longtemps (elle boit du vin blanc à jeun). Hypoanesthésie générale sauf à la paume des mains et sur le genou malade qui est hyperesthésié, sueur froides aux mains et aux pieds à la moindre émotion.

III. — Vaginite; troubles nerveux antérieurs et concomitants.

Couturière de 23 ans, réglée à 15 ans. Les règles durent trois jours. S'étant mise à l'eau pendant ses règles, elles furent supprimées pendant trois mois.

Les troubles nerveux que je vais citer préexistaient à la vaginite : crampes d'estomac, mais l'appétit est conservé; depuis l'âge de 15 ans, céphalagie continuelle, mais supportable; de temps à autre exacerbations et frissons dans la tête.

Elle transpire beaucoup des mains. Vertiges et étourdissements depuis deux ans. Elle est sensible actuellement; mais elle a remarqué elle-même qu'elle était insensible de temps à autre. A ces moments-là elle prend des douches pour s'exciter la peau. Elle tremble et pleure facilement. Il y a trois ans, étant encore vierge, à la suite d'une forte contrariété elle tomba dans un épuisement complet qui dura un mois.

IV. — Vaginite; hystérie; aucun trouble nerveux concomitant.

Femme de 18 ans, aux mœurs légères. A été réglée à 11 ans, puis est restée six mois sans l'être. Elle a eu quelques attaques de nerfs à la suite d'excès de coït, de veilles, de bal, etc. Mais la vaginite n'a produit chez elle aucun trouble nerveux.

V. — Vaginite; troubles nerveux antérieurs et concomitants.

Femme de 30 ans, cuisinière, réglée à 16 ans et régulièrement, a eu un enfant. Vaginite depuis deux mois. Elle se plaint de crampes d'estomac, mais elle a de l'apétit. Elle a ces maux d'estomac depuis longtemps. Elle les avait même avant d'avoir son ver solitaire dont elle est affectée depuis quatre ans. Boule. Tympanisme. Sueurs froides des extrémités. Pertes de connaissance fréquentes. Enfin elle se plaint de douleurs qui partent du milieu du dos, s'irradient dans le ventre et les cuisses et quelquefois montent dans la tête et produisent des bourdonnements d'oreille. Elle n'éprouve tous ces troubles nerveux que depuis son séjour à Paris, c'est-à-dire depuis trois ans. Auparavant elle travaillait dans les champs et se portait bien, elle ne souffrait que de crampes d'estomac.

VI. — Vaginite; végétations; troubles nerveux; hystérie; diminution des attaques de nerfs à l'apparition de la tuberculose.

Le 12 novembre 1878 entre au n° 43 de la salle Sainte-Eugénie une Bordelaise, aux mœurs légères. Cette femme, brune, belle, grande, bien conformée, porte au cou quelques cicatrices d'abcès. Elle a cependant toutes les apparences de la santé, mais elle est hystérique et sa mère hystérique aussi a la poitrine faible. Des sœurs de son père sont mortes de la poitrine. Elle même a eu, il y a quelques années, une bronchite fort longue avec hémoptysie. Elle a été réglée à 10 ans. Elle avait atteint son complet développement à cet âge et elle a toujours été bien réglée pendant huit jours.

Elle entre pour ses végétations et sa vaginite. Les végétations occupant même le vagin et le col disparurent sous l'influence de la guérison de la vaginite. Elle est insensible de tout le membre supérieur gauche.

Elle ne voit pas de l'œil gauche. Elle ne peut ni lire ni distinguer les couleurs. Sous l'influence de plaques d'or la sensibilité revient en quelques heures pour ne plus disparaître. Le daltonisme disparaît en quelques jours. Au commencement de cette année elle eut un zona des espaces intercostaux gauches, zona précédé de douleurs très vives et suivi d'insensibilité complète. L'or fait bien disparaître l'insensibilité entre les plaques de zona, mais n'a aucune action sur les cicatrices elles-mêmes.

Enfin elle a le clou et l'ovarie.

Il est facile de la magnétiser.

Elle ne présente aucun signe d'anémie.

Depuis quelques temps ses attaques de nerfs deviennent de moins en moins fréquentes, cependant elle se trouve fatiguée et elle tousse de temps à autre.

Le sommet gauche paraît douteux.

Elle revient me trouver, en mars 1879, dans le service de M. Paul.

Elle avair une phthisie galopante et avait maigri d'une façon effrayante. La sensibilité et la vue recouvrées sous l'influence des plaques d'or, en novembre, persistent encore. Elle meurt le 20 avril 1879.

En général, chez les hystériques, les troubles nerveux dissipés par la métallothérapie reviennent après l'enlèvement des plaques. Je crois que la persistance de la guérison doit être attribuée ici à l'apparition de la phthisie devant laquelle l'hystérie s'est progressivement effacée au fur et à mesure que la première faisait des progrès.

VII. — Vaginite; rhumatisme génital; troubles nerveux; chlorose et nervosisme antérieurs.

Cuisinière de 18 ans, scrofuleuse, réglée à 13 ans. A 15 ans les règles cessèrent pendant deux mois. Depuis lors, elles viennent irrégulièrement, pendan trois jours, tous les deux ou trois mois. Vaginite intense.

Rhumatisme du pied droit et de la main gauche. Le pied malade avait été affecté d'une entorse quelques années avant et la main gauche avait eu un léger phlegmon consécutif à un coup.

La malade voit moins de l'œil droit. Le violet lui paraît bleu. Elle présente une hypoanesthésie du membre supérieur droit et une anesthésie complète du membre inférieur gauche. Les applications de plaques de fer font disparaître ces troubles de la sensibilité. Le fer à l'intérieur lui est administré avec succès. Il est vrai qu'elle est très anémique.

Cette malade a toujours été nerveuse, elle est colère, pleure et rit facilement, transpire des mains, enfin elle se plaint de constriction à la gorge. Avant son rhumatisme elle était pâle et sans force. Elle est encore anémique avec bruit de souffle.

VIII. — Vaginite; hystérie; névralgie iléo-lombaire droite.

Femme aux mœurs légères, âgée de 25 ans, réglée à 16 ans, irrégulièrement. Accouchement il y a un an. Elle s'est levée au bout de deux jours, et, depuis lors, a toujours souffert du ventre. Elle a déjà eu des vaginites. Assurément cette névralgie doit dépendre de l'état nerveux de la malade, car la vaginite ne s'accompagnant que rarement de névralgie lombaire, celle-ci ne peut être mise, comme dans la métrite, au nombre des symptômes de cette affection.

IX. — Vaginite; aucun trouble nerveux.

Jeune fleuriste de 14 ans, réglée à 13 ans, n'a encore eu que 6 menstrues.

X. — Vaginite; aucun trouble nerveux; grossesse.

Allemande d'une bonne santé, réglée à 13 ans. On ignorait sa grossesse et bien que le col granuleux et ulcéré fut cautérisé plusieurs fois, elle n'avorta pas.

Ici le traumatisme a été insuffisant pour produire l'avortement parce que la femme, à cause de sa bonne santé, n'était pas prédisposée aux fausses couches comme si elle avait été anémique, nervosique, scrofuleuse, syphilitique ou tuberculeuse, etc.

XI. — Légère vaginite; hystérie; aucun trouble nerveux concomitant sauf du tympanisme.

Réglée à 19 ans. Ses règles durent quinze jours, quelquefois trois semaines.

XII. — Vaginite légère; troubles nerveux concomitants; hystérie antérieure.

Prostituée, âgée de 23 ans, réglée à 11 ans. Mère folle. Elle entre ici pour des douleurs de ventre et de tête. Les douleurs abdominales consistent en névralgies lombaires plus intenses à gauche ; celles de la tête en névralgies occipitales et cervicales. Elle a du tympanisme, la boule, le clou, transpire des mains à propos de rien. Elle a des attaques de nerfs depuis l'âge de 14 ans et elle est alcoolique. Tous ces troubles sont calmés par la morphine. Enfin elle a le masque des femmes enceintes bien qu'elle ne le soit pas et qu'elle n'ait jamais eu d'enfants.

Chez M. Dumontpallier, sur sept vaginistes, nous en trouvons deux sans troubles nerveux, l'une chez la femme indemne de diathèse nerveuse, l'autre chez une hystérique; cinq accompagnées de troubles nerveux. Quatre étaient névropathes antérieurement, la cinquième était hystérique.

Chez M. Paul, nous trouvons cinq vaginites ; deux ne s'accompagnent pas de troubles nerveux, mais les femmes sont bien portantes et nullement nervosiques. Deux s'accompagnent de troubles nerveux, mais les femmes sont hystériques. Enfin, la cinquième survient chez une hystérique, et pourtant il ne se développe pas de troubles nerveux. Si, comme on le prétend, les affections génitales étaient la cause des phénomènes nerveux concomitants, d'après nos observations, la vaginite aurait autant d'importance que la métrite, puisque sur 12 vaginites, nous en avons 7 avec des accidents nerveux. Il est plus sage, d'aprês ces faits, de faire la même remarque que pour les métrites :

Les troubles nerveux ne relèvent pas de la vaginite ; ce sont des manifestations de maladies générales, manifestations sur lesquelles la vaginite est toujours sans action, et la métrite la plupart du temps.

CHAPITRE IX.

DE LA GROSSESSE.

Je ne parlerai pas de la grossesse qui est, ou plutôt devrait être, un état physiologique. Les femmes vigoureuses, exemptes de diathèse, ne souffrent pas pendant leurs grossesses, et leurs accouchements sont faciles. Malheureusement, par suite de nos mœurs si contraires à l'hygiène, la grossesse d'état physiologique devient état pathologique. Pour ce qui concerne les troubles nerveux dans la grossesse, je n'ai pas assez d'observations pour juger la question. Cependant je me demande si la grossesse, comme les affections utérines, ne jouerait pas vis-à-vis d'eux le simple rôle de cause occasionnelle.

Ainsi, les vomissements du début de la grossesse, je les ai surtout rencontrés chez des femmes anémiques, névropathes, tuberculeuses ou alcooliques. Quant aux vomissements incoercibles je ne puis rien en dire, n'en ayant jamais observé. Du reste, dans la grossesse, les troubles nerveux ne sont pas nombreux. Nous avons les vomissements, les dépravations du goût, quelques névralgies, tous symptômes qui appartiennent au nervosisme. Quant aux paralysies elles sont fort rares. Darcy, dans sa thèse sur l'hémiplégie puerpérale, les attribue à l'hystérie ou à l'anémie; c'est à ces causes, je crois, qu'il faut rapporter les autres troubles nerveux. En plus, dans la grossesse nous avons une modification particulière de l'économie appelée état puerpéral, de sorte qu'il est difficile de dire si les phénomènes observés relèvent directement de l'utérus gravide ou de l'état du sang. Les modifications importantes du sang doivent, à mes yeux, jouer le rôle le plus sérieux.

DEUXIÈME PARTIE

CHAPITRE PREMIER

DISCUSSION DES OBSERVATIONS ET DE LA RELATION DES TROUBLES NERVEUX AVEC LES AFFECTIONS UTÉRINES.

Nous avons analysé 35 métrites, 22 périmétrites, 15 prolapsus, 3 rétroversions, 1 latéroversion droite, 1 antéversion, 1 atrésie vaginale, 1 imperforation du col, 11 cancers, 6 corps fibreux, 4 polypes, 5 kystes de l'ovaire, 3 cancers des ovaires, 3 insertions vicieuses, 10 fausses couches, 3 hématocèles, 12 vaginites.

Sur ces 133 observations d'affections utérines, nous en trouvons 84 sans troubles nerveux.

Sur les 84 malades sans troubles nerveux concomitants, 9 étaient hystériques, 13 nervosiques, 34 anémiques, les 31 autres étaient exemptes de ces maladies. Elles étaient ainsi réparties : 19 métrites, 14 périmétrites, 7 déplacements, 1 rétroversion, 1 atrésie vaginale, 10 cancers utérins, 4 corps fibreux, 4 polypes, 4 kystes de l'ovaire, 3 cancers de cet organe, 3 insertions vicieuses, 9 fausses couches, 5 vaginites.

Sur les 19 métrites, nous trouvons 5 nervosiques et 2 hystériques ; sur les 14 périmétrites, 2 hystériques, 7 nervosiques, 1 anémique et 2 tuberculeuses.

Sur les 7 déplacements, 1 hystérique et 1 nervosique ;

Sur les 5 vaginites, 3 hystériques.

Les 49 cas avec troubles nerveux étaient ainsi répartis :

Sur 35 femmes atteintes de métrite, 16 présentaient des troubles nerveux ; sur ces 16, 6 étaient hystériques, 6 nervosiques, 1 à la fois nervosique et alcoolique, 1 hystérique et alcoolique et 1 alcoolique.

Sur 22 malades atteintes de pelvi-péritonites, 8 avaient des troubles nerveux ; sur ces 8, 4 étaient hystériques, 3 nervosiques, 1 nervosique et alcoolique.

Sur 11 malades atteintes de cancers de l'utérus, toutes étaient anémiques, une seule présentait des troubles nerveux insignifiants.

Sur 8 cancers ou kystes de l'ovaire, nous en trouvons 7 avec anémie, 1 seul avec des troubles nerveux chez une nervosique.

Sur 10 malades atteintes de corps fibreux ou de polypes, toutes étaient anémiques, deux seulement présentaient des troubles nerveux, mais ils étaient d'origine cérébrale.

Sur 15 malades affectées de descente, 8 avaient des troubles nerveux ; 3 étaient hystériques, 5 névropathes.

Sur 7 malades présentant des déviations ou des arrêts de développement, 5 avaient des troubles nerveux, 2 étaient hystériques, 3 nervosiques. Celles qui ne présentaient aucun trouble étaient très anémiques.

Sur 10 femmes qui eurent des fausses couches avec anémie consécutive, une seule présenta des troubles nerveux. Elle était nervosique.

Sur 3 femmes atteintes d'hématocèle, aucune n'eut de troubles nerveux.

Enfin, sur 12 vaginites, nous trouvons 7 femmes atteintes de troubles nerveux : 3 hystériques, 3 nervosiques et 1 anémique et nervosique.

Nous voyons que c'est dans les métrites, les pelvi-péritonites et les déplacements où l'anémie est moins intense que dans les autres affections qu'apparaissent les troubles nerveux.

Dans ces 49 observations nous avons rencontré les mêmes troubles nerveux que ceux que l'on remarque dans le nervosisme, l'hystérie et l'anémie. Non seulement ce sont les mêmes, mais ils présentent les mêmes caractères. Il me paraît donc logique de les attribuer à ces maladies. Du reste, en dehors des douleurs qui rentrent dans la symptomatologie de toute maladie des organes génitaux, quels étaient ces troubles nerveux ? des névralgies, des palpitations, de l'anesthésie, la boule, le clou, du tympanisme, de la dyspepsie, de la toux, de la dyspnée, des vapeurs, des modifications du caractère, etc., tous symptômes que l'on peut ranger sous l'étiquette de troubles nerveux hystériformes.

Je n'ai jamais rencontré le gonflement des seins ni les vomissements.

Grisolle fait remarquer que le gonflement des seins n'est pas aussi commun qu'on le prétend généralement. Du reste, il serait moins étonnant de voir des relations sympathiques entre les seins et les organes génitaux qu'entre ceux-ci et les autres organes. Car les seins et les organes génitaux sont solidaires, ils concourent au même but, la conservation de l'espèce ; et dans la grossesse ils se développent simultanément.

Quant aux vomissements, ils peuvent aussi bien être attribués à une légère péritonite qu'à la maladie génitale. Tous les auteurs sont d'accord pour reconnaître leur rareté ; quand ils existent, il faut rechercher s'ils ne peuvent pas être expliqués par de la péritonite ou l'état général de la malade, comme dans la grossesse par exemple.

La plupart du temps même, les troubles nerveux et l'affection utérine évoluaient chacun de leur côté ; il n'y avait entre eux aucune relation, si ce n'est celle de la coïncidence.

Je ne voudrais pas être trop exclusif en niant toute action de l'utérus sur l'économie ; mais je veux montrer que son rôle a été exagéré, et que même il retentit moins sur elle que les autres organes, l'estomac entre autres.

Je ne nie donc pas que les affections utérines ne soient dans certains cas les causes occasionnelles des troubles nerveux. Mais il faut qu'elles trouvent un sujet prédisposé par le nervosisme ou l'hystérie. Cela est si vrai qu'une lésion légère, sans effet sur une personne d'une bonne santé, déterminera chez une hystérique les douleurs les plus vives. Et l'on peut dire que les souffrances de la malade seront proportionnées à son degré de nervosisme.

Je ne nie pas non plus que les accidents nerveux ne cessent quelquefois avec la cause occasionnelle. Boyer vit un polype utérin dont l'extirpation mit un terme au dérangement mental.

On cite quelques cas analogues. Mais on ne dit pas si l'aliénation mentale, l'épilepsie, la dyspepsie ou les névralgies, etc., furent guéries radicalement avec la guérison de l'affection utérine. Ce n'est pas probable, la disparition de ces accidents n'est que momentanée ; ils reviennent la plupart du temps, ou bien ils se transforment en d'autres manifestations de même nature.

On cite des cas de dyspepsie déterminée par des flueurs blanches et disparaissant avec ces dernières. Tout au moins, si la dyspepsie était un phénomène réflexe, ce n'était pas des flueurs blanches, mais du catarrhe utérin dont les flueurs blanches ne sont qu'un symptôme.

Mais la dyspepsie était-elle un symptôme réflexe du catarrhe ? Je crois plutôt qu'elle et le catarrhe n'étaient que la manifestation d'un état diathésique, la scrofule, par exemple.

Il est possible qu'un catarrhe utérin amène à la longue de l'anémie et celle-ci de la dyspepsie. Mais alors la dyspepsie n'est pas un trouble réflexe de l'affection utérine. Quant à la guérison de la dyspepsie par la suppression des flueurs blanches, je l'admets aussi ; mais je ne donne pas l'interprétation ordinaire. En tarissant les flueurs blanches on a quelquefois supprimé du même coup la dyspepsie parce qu'on a traité, sans s'en douter, la maladie dont la leucorrhée et la dyspepsie n'étaient l'une et l'autre que des manifestations.

On cite même des accidents nerveux réflexes guéris par une seule cautérisation ou par l'application d'un pessaire. Je crois ces cas fort rares, car, dans les affections utérines, un traitement local continu est insuffisant non seulement pour refaire l'état général, mais même pour guérir la lésion. Je n'en veux pour preuve que le nombre considérable de métrites ulcéreuses que les spécialistes cautérisent pendant des mois, des années même.

Du reste, lorsque vous croyez n'avoir eu recours qu'à un traitement local, par le repos, par les meilleures conditions hygiéniques et morales dans lesquelles vous avez placé la malade, vous avez agi favorablement sur son état général.

Mais j'admets que quelques cautérisations aient suffi pour faire disparaître des troubles nerveux, est-on en droit de conclure que l'affection utérine soit la cause de ceux-ci? Je ne crois pas.

Ne vous est-il pas arrivé d'arrêter une épistaxis en mettant une clef dans le dos, un hoquet en faisant peur? Il n'est pas plus extraordinaire que des cautérisations guérissent des phénomènes de même ordre, bien que la lésion traitée ne soit pas leur cause.

On cite des névralgies, des sciatiques même, guéries par la cautérisation du lobule de l'oreille. Vous n'en conclurez pas que la névralgie était réflexe d'une lésion invisible du lobule.

Voici des vomissements incoercibles, la dilatation du col les fait disparaître. J'en conclus tout simplement que la grossesse était leur cause occasionnelle; et que celle-ci supprimée, tout est rentré dans l'ordre, parce que la véritable cause, la cause prédisposante était insuffisante par elle-même pour les provoquer. Même réflexion pour les troubles nerveux dans les affections utérines. L'ulcération ou la déviation, cause occasionnelle servant d'appoint à la cause prédisposante, le nervosisme, étant guérie, il est tout naturel de voir les accidents nerveux se calmer, si le nervosisme est impuissant, pour le moment, à les déterminer à lui seul.

Dans plusieurs cas même il vaudrait mieux ne considérer l'affection utérine que comme une des manifestations d'un état général. Rien d'étonnant alors qu'en agissant sur l'une d'elles votre intervention retentisse en même temps sur les autres. Lorsqu'une hystérique présente du vaginisme et qu'en guérissant ce vaginisme vous faites disparaître, en même temps, les autres accidents concomitants, en conclurez-vous que le vaginisme est la cause de l'hystérie? Lorsqu'en remédiant à une dysménorrhée hystérique vous ferez disparaître également d'autres troubles nerveux, en conclurez-vous que la dysménorrhée est cause de l'hystérie? Lorsqu'en comprimant les zones hystérogènes vous produisez ou arrêtez une attaque, en concluez-vous que la zone hystérogène est la cause de la maladie? Eh bien, rien ne prouve que dans certains cas, par un pessaire ou une cautérisation, vous n'agissiez pas de la même façon qu'en comprimant une zone hystérogène.

Je conclurais, au contraire, que les accidents guéris si rapidement relèvent plutôt d'une névrose, de l'hystérie, par exemple, que d'une affection utérine. C'est le fait des manifestations hystériques de disparaître sous une influence légère, tandis qu'auparavant les remèdes les plus actifs étaient impuissants contre elles. C'est aussi dans le nervosisme que l'on voit les remèdes efficaces contre un des symptômes faire retentir leur action salutaire sur tout l'organisme. C'est dans cette maladie que l'on voit quelques plaques de métal ou des aimants, qui ramènent la sensibilité et les forces dans un membre, faire retentir sur toute l'économie leur action mystérieuse, mais bienfaisante. C'est aussi dans ces névroses que le même agent thérapeutique, actif aujourd'hui, est impuissant demain. Quand des paralysies disparaissent sous l'effet d'une influence morale ou sous l'effet thérapeutique des pilules de mica panis, il ne faut pas s'étonner que la pierre infernale ou le pessaire produise des effets analogues. Mais il ne faut pas en conclure que les troubles nerveux relèvent de l'organe sur lequel on agit lorsqu'on les fait disparaître. Ils n'en relèvent pas plus que l'amblyopie hystérique ne relève de l'insensibilité de l'avant-bras, parce qu'elle disparaît avec le retour de la sensibilité sur ce point. Ce sont deux manifestations différentes d'une même diathèse dont la mobilité des symptômes est si grande qu'il suffit souvent d'agir sur l'un pour faire disparaître ou transformer les autres.

Du reste, il y a nombre d'actes physiologiques et pathologiques que l'on ne peut encore expliquer. Pouvez-vous expliquer l'action des plaques métalliques, le transfert, la guérison de points douloureux par l'irritation ou la piqûre de la région similaire du côté opposé du corps?

Dans nos observations, les troubles nerveux étaient antérieurs et persistaient souvent après la guérison de l'affection utérine. C'est ainsi, je crois, dans la généralité des cas. Mais on ne le remarque pas, parce que la plupart du temps, préoccupé de la lésion on glisse sur les antécédents. Cette négligence dans la recherche des antécédents n'avait pas échappé à Valleix. « Tout le monde sait, dès que l'on a constaté l'état matériel de l'organe, combien on glisse rapidement, dans la plupart des cas, sur l'interrogatoire qui, seul, peut faire connaître les causes de l'affection (1). » Tous les jours nous sommes témoins d'erreurs par suite de cette négligence.

A la consultation, une femme se plaint de l'estomac, de névralgies, de douleurs dans le ventre; sans plus ample informé on suppose une métrite et on lui donne un billet d'entrée pour

(1) Valleix, art. Métrite.

la visite du spéculum. On s'efforce de trouver une lésion utérine. Si l'on découvre une légère ulcération on met tout sur son compte; à son défaut on accuse l'antéversion physiologique; mais on se gardera bien d'accuser l'anémie, l'hystérie, la scrofule ou la tuberculose.

Voici plusieurs exemples à l'appui de cette assertion :

Une jeune femme de 18 ans vient pour des douleurs iléo-lombaires très vives et des flueurs blanches. On la reçoit croyant à une métrite. A l'examen on ne constate aucune lésion utérine, sauf un peu de rougeur dans les culs-de-sac. On en conclut que les douleurs résultent d'une recrudescence de vaginite. Un examen plus complet, les antécédents et la suite, prouvèrent le contraire. Depuis quelques jours elle avait eu beaucoup d'ennuis et de privations et elle était sous l'influence d'un embarras gastrique. Quant aux flueurs blanches elles n'étaient pas plus marquées que trois semaines auparavant, époque où la malade se portait fort bien. Enfin c'était une femme hystérique. Or, dans l'espèce, l'état gastrique pouvait bien rendre compte des douleurs et des névralgies. On sait que l'embarras gastrique s'accompagne souvent de névralgies, de névralgies intercostales entre autres, surtout chez les hystériques et les alcooliques.

Chez ces derniers j'ai même fréquemment observé des névralgies occipitales. Mais ici, ni l'embarras gastrique, ni les flueurs blanches n'étaient cause des douleurs, car ces deux phénomènes améliorés elles persistaient encore. Sachant la femme hystérique j'essayai, mais en vain, la métallothérapie, l'électricité et les vésicatoires. Ces douleurs disparurent après l'administration de quelques grammes de poudre de valériane.

Le traitement prouve ici que le malaise et les douleurs n'étaient que des manifestations hystériques.

Une autre fois, une femme vient avec des névralgies, de l'anémie, de la mobilité des lèvres, des tremblements à la moindre émotion, de l'agitation, le masque de la grossesse et des douleurs dans le ventre. On la fait venir au spéculum croyant à une métrite parenchymateuse. L'utérus est sain. Mais elle a eu de nombreuses attaques de nerfs depuis l'enfance. Malgré le masque de la grossesse, elle n'a jamais eu d'enfant. (Les éphélides seraient-elles un trouble trophique?) Elle nous raconta qu'à l'âge de 13 ans, au couvent, elle avala un crapaud et le rendit par la matrice trois ans après, et que sa belle-mère la fait mourir de faim.

A 12 ans, elle perdit du sang par le fondement pendant deux mois, et fut prise de gonflement du ventre. Elle fut réglée à 18 ans et vomit fréquemment du sang au moment des règles.

Il est clair que tous ces troubles nerveux ne pouvaient être mis sur le compte d'une affection utérine.

Voici un autre cas plus curieux : Une femme de 52 ans vient nous consulter pour de la dyspepsie en disant que tous les médecins qu'elle avait vus l'avaient passée au spéculum et avaient diagnostiqué une maladie de matrice.

Cette femme n'était plus réglée depuis l'âge de 49 ans; le col était vierge et présentait à peine une légère rougeur et les follicules de Naboth quelques points noirs. Elle était tout simplement hystérique. Réglée à 19 ans, elle fit une fausse couche à 26 ans. Elle eut beaucoup d'attaques de nerfs. Elle eut plusieurs hématémèses après la ménopause. Actuellement elle a la boule, de l'analgésie gauche et de la dyspepsie.

Pour expliquer des troubles nerveux, j'ai vu diagnostiquer métrite parenchymateuse et l'avenir prouvait qu'on avait affaire à une grossesse. Enfin, toujours pour expliquer des troubles nerveux, j'ai vu prendre des utérus physiologiquement un peu gros pour des métrites parenchymateuses. Les troubles nerveux disparaissaient d'eux-mêmes, évidemment sans modification du volume de l'utérus.

Mais, dira-t-on, si l'utérus est sans action notable sur l'économie, il n'en n'est pas de même de l'ovaire. Or nous avons vu que les kystes et les cancers de l'ovaire ne s'accompagnaient pas de troubles nerveux réflexes. Bernutz (1) cite une hystérique dont les accès cessèrent à l'apparition d'une phthisie pulmonaire. Trois ans plus tard se développèrent des granulations tuberculeuses sur les ovaires et pourtant les anciennes attaques ne furent pas réveillées. Enfin les auteurs classiques à l'article Ovarite ne parlent pas de troubles nerveux réflexes, à peine parlent-t-ils d'irradiations douloureuses.

Nous voyons que les organes génitaux à l'état pathologique retentissent moins sur l'organisme qu'à l'état physiologique. A l'état physiologique, du reste, les organes génitaux ont peu de retentissement sur une femme d'une belle santé. Chez elle, la menstruation et la ménopause évoluent silencieusement. Malheureusement, à l'époque actuelle, la mauvaise santé chez la femme devient la règle et la bonne santé l'exception.

Parmi les troubles nerveux qui accompagnaient les affections utérines que j'ai analysées, j'ai rarement rencontré les grands symptômes de l'hystérie : paralysie, spasmes, contractures, hoquet, vomissements incoercibles, chorée, etc. Je n'ai même jamais vu une affection utérine déterminer une attaque de nerfs. J'ai plutôt rencontré l'hystéricisme, c'est-à-dire les symptômes du nervosisme que ceux de l'hystérie. Enfin je n'ai trouvé aucune paralysie qu'on pût mettre sur le compte des organes génitaux.

Je cite : 1° un cas d'hémiplégie avec corps fibreux : mais c''est une hémiplégie d'origine cérébrale.

2° Un cas de parésie des quatre membres avec un corps fibreux. Nous avions affaire à une variété de paralysie croisée des quatre membres où le membre supérieur gauche et l'inférieur droit étaient les plus paralysés. Nous avons établi que cette paralysie était aussi d'origine cérébro-spinale.

(1) Bernutz, art. Hystérie, Dict. de Jaccoud.

3° Je cite une parésie des membres inférieurs dans une descente de l'utérus. Cette parésie était probablement causée par la compression ; car, la descente réduite, elle disparut.

4° Enfin, j'ai rencontré une parésie des membres inférieurs chez une jeune femme qui relevait de couches Je crois qu'il fallait la mettre sur le compte de la faiblesse et du nervosisme de cette malade. Une de ses sœurs était hystérique, et, elle-même, réglée à 11 ans et demi, eut de nombreux troubles nerveux, de l'amblyopie entre autres, et en même temps que sa parésie elle présentait de l'insensibilité de tout le côté droit, hémianesthésie justiciable des plaques de zinc.

Mon maître, M. Gallard, s'exprime ainsi au sujet des paraplégies :

« J'ai souvent entendu parler des paraplégies qui peuvent, dit-on, survenir dans le cours des maladies chroniques des organes génitaux internes de la femme, mais je dois avouer qu'il ne m'a jamais, jusqu'a présent, été donné d'en observer un seul cas. Je ne saurais donc les ranger au nombre des affections symptomatiques des maladies utérines (1). »

Ce sont les travaux de Nonat (1), d'Esnauld (2) et Vallin (3), ses élèves, qui ont en France fixé l'attention sur la paralysie utérine. Le caractère principal de ces paralysies, c'est que, d'après Nonat, la perte de la motilité n'est jamais complète.

M. Jaccoud, dans son traité sur la paraplégie, établit que tous les cas connus peuvent s'expliquer par la compression des nerfs lombo-sacrés.

C'est, en effet, dans la métrite parenchymateuse et le phleg-

(1) Gallard. Leçons cliniques sur les maladies des femmes, 1873, p. 311.

(1) Nonat. Traité pratique des maladies de l'utérus. Paris, 1860.

(2) Esnault Th., 1857. Des paralysies symptomatique de la métrite et du phlegmon utérin.

(3) Vallin. Des paralysies symptomatiques des maladies de l'utérus et de ses annexes, th., 1878.

mon périutérin que ces troubles de la motilité apparaissent de préférence ; et Nonat n'a vu que trois fois la paralysie utérine affecter simultanément le bras et la jambe du même côté ; jamais il ne l'a vue atteindre isolément les membres supérieurs.

Enfin, M. Peter émet sur les paraplégies utérines une opinion semblable à celle que nous émettons sur les troubles nerveux réflexes : « Dans les maladies de l'utérus, la paraplégie ne se manifeste que parce que les individus paralysés étant nerveux par leurs antécédents ou par l'hérédité, sont placés par la maladie première dans un état d'imminence morbide pour un trouble fonctionnel de la moelle (1). »

En plus des paralysies étendues on a signalé des paralysies partielles, nées sous l'influence des affections utérines ; elles seraient ordinairement incomplètes et affecteraient les muscles d'une jambe, d'un bras, de ces deux membres à la fois, les muscles du larynx, de façon à produire l'aphonie. Martin, Esnault, Valleix (2), Leroy d'Étiolles, Gallard, Trousseau, Landry, Brown-Séquard ont fait connaître des faits semblables, tandis que d'un autre côté Becquerel n'en parle nullement, et qu'Aran dit qu'il lui est impossible d'admettre des paralysies purement sympathiques du système utérin, sans névrose générale.

Je crois qu'Aran est dans le vrai ; quant à moi je n'ai observé aucune paralysie.

Les organes génitaux ont aussi été accusés de causer la folie.

On sait que dans le courant de la grossesse et après l'accouchement peut survenir une variété de folie appelée folie puerpérale ou manie puerpérale.

(1) Peter. Clinique de la Charité. Des pelvi-péritonites et de la paraplégie utérine. Gaz. des hôp., 1871 et 1872, p. 91.

(2) Valleix. Loc. cit.

Pour Marcé, la folie puerpérale est relativement peu fréquente : « Il résulte pour nous, d'un grand nombre de statistiques, qu'on rencontre en moyenne un cas de ce genre sur 12 ou 13 aliénés.

« Parmi ces cas de folie puerpérale, ceux qui se développent après l'accouchement sont de beaucoup les plus nombreux.

« La folie des nourrices est moitié moins fréquente que celle qui survient après la délivrance; mais le nombre des nourrices étant moins considérable que celui des nouvelles accouchées, cette proportion ne saurait être prise dans un sens absolu. Enfin, les cas de folie survenant pendant la grossesse égalent tout au plus le tiers de ceux qui se développent pendant la lactation (1). »

Les cas peu nombreux pendant la grossesse par rapport à la lactation et à l'accouchement prouvent que les organes génitaux ne doivent pas être mis en cause et qu'il faut chercher une autre explication : l'état du sang, la puerpéralité, etc. Toujours est-il que j'ai entendu dire à mon maître M. Falret, dont la compétence en maladies mentales est bien connue, que la folie puerpérale n'est pas une affection aussi transitoire et bénigne qu'on le pense; que si l'on remonte aux antécédents on trouve souvent des précédents dans la famille; que souvent la malade a présenté, au moment de la puberté, des troubles cérébraux que les parents s'empressent de cacher; qu'il faut avoir des craintes sérieuses pour la suite. La grossesse ne joue donc dans cette affection que le rôle secondaire de cause occasionnelle.

Marcé dit aussi : « Au point de vue pratique, il faut bien se garder de cette appréciation erronée qui fait envisager l'aménorrhée et la dysménorrhée comme des causes directes de la folie. Derrière ces troubles des fonctions menstruelles il y a presque constamment un état général auquel il faut savoir

(1) Marcé. Traité pratique des maladies mentales, p. 143.

remonter et sur lequel doivent être dirigés tous les efforts de la thérapeutique, lesquels s'épuiseraient en vain autour d'un symptôme. C'est ainsi qu'on voit la folie guérir, alors même que les règles ne sont pas complètement rétablies, ces dernières ne revenant plus alors qu'au milieu de la convalescence, quand l'équilibre s'est rétabli peu à peu dans tout l'organisme par suite du retour du système nerveux à son état normal. »

Malgré l'autorité de Marcé et de Georget, M. de Fourcaud, dans un mémoire publié dans les Annales de gynécologie de 1879, soutient que les affections utérines produisent une folie sympathique. L'opinion de M. de Fourcauld sur les troubles nerveux cérébraux est complètement opposée à celle que j'émets sur les troubles nerveux ordinaires. L'un de nous a mal observé; ou bien le cerveau ferait exception, ce qui est peu probable.

Qu'une maladie générale telle que l'alcoolisme, l'épilepsie, le rhumatisme, la fièvre typhoïde ait des manifestations cérébrales assez intenses pour produire la folie, très bien.

Mais qu'une affection locale produise une folie sympathique, c'est peu probable. Une affection locale produit l'hypochondrie non par elle-même, mais d'une manière indirecte par les préoccupations morales dépressives, et voilà tout. Et l'on ne peut dire que les affections génitales aient plus d'influence sur l'hypochondrie que les affections de l'estomac, du foie, du rectum, de la vessie, que les hémorrhoïdes, etc. Toutes les maladies ne sont que des prétextes à l'hypochondrie dont l'intensité est en rapport avec la nature de l'individu plutôt qu'avec la gravité de la lésion.

Du reste, M. de Fourcauld se condamne lui-même par cette phrase: « Dans le nombre considérable d'observations qu'il nous a fallu compulser, nous avons remarqué que, le plus souvent, on n'avait fait aucune recherche au point de vue de l'hérédité. C'est là un point très important; il ne faut pas oublier, en effet, qu'un changement subit dans les conditions ordinaires de l'individu soumis aux lois de l'hérédité, que ce changement soit la suite de troubles nerveux ou de troubles purement morbides, peut jouer le rôle de la goutte d'eau qui fait déborder un verre déjà plein. »

Non seulement ses observations sont incomplètes au point de vue de l'hérédité, mais au point de vue de tous les antécédents personnels, physiologiques et pathologiques.

Il n'indique pas si la malade avait présenté autrefois des troubles cérébraux à la puberté, pendant les grossesses, si elle est hystérique, si elle a fait des excès, si elle a eu des chagrins, des malheurs, toutes causes dont l'efficacité est incontestable.

Il s'est efforcé de réunir toutes les coïncidences de maladies utérines et de folie; et encore n'a-t-il qu'une vingtaine d'observations personnelles. On ne peut pas, sur un nombre aussi restreint d'observations, incomplètes pour la plupart, établir une relation de cause à effet entre l'affection génitale et la folie.

On pourrait tout aussi bien soutenir que l'affection utérine et l'affection cérébrale ne sont que deux manifestations de la même diathèse.

Et les quelques observations où l'état cérébral s'améliora en même temps que l'état local plaident aussi bien en faveur de cette dernière hypothèse que de la première. Nous avons exprimé plus haut notre manière de voir sur ces guérisons miraculeuses.

Voici une observation qui plaiderait en faveur de l'opinion de M. de Fourcauld, si je n'avais pas connu les antécédents.

Le 18 janvier 1877 entre au n° 7 de la salle Saint-Eugénie, à la Pitié, une Parisienne de 39 ans, fleuriste, de forte constitution. Elle est atteinte d'une parésie des membres inférieurs.

Parents morts âgés. A eu 20 frères; plusieurs sont morts de la poitrine. Ils restent 9.

(1) Dr de Fourcauld. Étude sur les troubles du système nerveux central consécutifs aux affections diverses de l'appareil utéro-ovarien.

Il y a trois mois, trois jours après ses règles, elle fut prise d'un saisissement en voyant son mari, un fort des Halles, se battre avec un autre fort, et tomba paralysée des membres inférieurs Elle resta cinq jours au lit pouvant à peine remuer les jambes et les pieds qui étaient enflés et insensibles, puis le mouvement et la sensibilité revinrent progressivement vers le huitième jour.

Le 10 août, elle entra ici au n° 31. Elle ne pouvait marcher seule pour aller au cabinet, elle frappait du talon, perdait l'équilibre quand elle fermait les yeux, enfin elle avait des douleurs en ceinture. Ses règles duraient trois ou quatre jours comme d'habitude. On diagnostiqua : ataxie. Elle resta trois mois, et revint en janvier 1878.

État actuel. — Elle ne frappe plus du talon en marchant, mais elle est chancelante et traîne les jambes. Elle perd l'équilibre lorsqu'elle ferme les yeux.

Elle est insensible de tout le côté gauche à la piqûre, au froid et au chatouillement. Mais elle éprouve des douleurs très fortes qui courent sur les pieds, dans les mollets et les jointures; ces douleurs passent comme un éclair. Les douleurs en ceinture du début n'existent plus.

Rien à l'utérus. Nullipare. Jamais d'attaques de nerfs. Migraines fréquentes au moment des règles depuis la menstruation établie à 14 ans. 4 plaques d'or appliquées sur l'avant-bras gauche font revenir la sensibilité en dix minutes sur tout le côté gauche. La sensibilité revient primitivement autour des plaques, puis sous les plaques où il y a de l'hyperesthésie.

Il n'y eut pas de transfert et la sensibilité persista. Pendant son séjour ici elle ne présenta aucun trouble des règles.

Quel fut mon étonnement, vers le mois de novembre 1878, de trouver une induration cancéreuse du col qui s'était développée silencieusement !

Si je n'avais pas eu la précaution de toucher cette femme à son arrivée on aurait attribué la paraplégie et l'hémianesthésie gauche au cancer de l'utérus. Mais à son entrée, dix mois auparavant, cette femme avait le col sain. Les troubles nerveux étaient donc antérieurs à la lésion utérine.

Quelques mois après mon départ, dans le courant de l'année 1879, la lésion utérine s'accentua de plus en plus et la malade, déjà triste, devint complètement folle.

Voilà une observation qui aurait plaidé en faveur de la folie sympathique si elle avait été incomplète. Mais les troubles nerveux antérieurs à la lésion utérine, comme le témoigne l'examen de l'utérus, prouve l'indépendance du cancer et de la folie.

Je suis persuadé que les partisans de la folie sympathique

ont la plupart du temps étayé leur théorie sur des observations dont plusieurs éléments importants leur ont fait défaut.

Je n'ai jamais rencontré, dans le courant de mes études, des lésions oculaires liées aux maladies des organes génitaux. Je cite plusieurs observations où les malades présentaient de l'amblyopie ; mais nous avions affaire à de l'amblyopie hystérique. Je m'expliquerais mieux les troubles oculaires survenus à la suite de troubles de la menstruation ou au moment de la ménopause. Tous les jours, surtout chez les névropathes, nous voyons par suite des troubles de la menstruation des congestions et des hémorrhagies sur différents points de l'organisme. Que MM. Meyer (1) et Lerat (2) aient observé des lésions oculaires dans ces conditions, je l'admets ; je l'admets aussi au moment de la ménopause, époque où par suite de la cessation des règles la femme est prédisposée aux congestions.

Je n'ai pas à traiter ici les troubles nerveux de la puberté et de la ménopause. Je ne m'occupe que des troubles nerveux consécutifs aux états pathologiques. Cependant, je dirai qu'il s'opère à ces époques un travail de tout l'organisme qui favorise l'éclosion des diathèses. On peut donc les considérer comme des causes occasionnelles. Voici l'opinion de M. Barié sur ce sujet :

« La plupart des accidents ménopausiques se rattachent à ces deux processus morbides : pléthore sanguine, nervosisme.

« Dans le domaine du système nerveux, la ménopause a une influence considérable sur les névroses et les maladies mentales ; elles apparaissent quelquefois avec la cessation des règles, mais dans beaucoup de cas on rencontre un état antérieur de prédisposition soit héréditaire, soit acquise (3). »

(1) Gaz. des hôp., 1878, n° 108.

(2) Essai sur certaines lésions de nutrition de l'œil liées à la menstruation, 1878, th. de doct.

(3) Barié. Th. de doct., 1877. Étude sur la ménopause.

En résumé, l'étude de mes observations nous montre que les troubles nerveux observés dans les affections utérines préexistent la plupart du temps ; qu'ils persistent souvent après la guérison de la lésion utérine ou tout au moins reviennent très promptement après ; que souvent même, chez les hystériques, une affection utérine suvient sans réveiller chez elles de troubles nerveux ; qu'une femme d'une bonne santé antérieure, atteinte d'affection utérine ne présente aucun trouble nerveux réflexe ; qu'il faut une prédisposition de la part du sujet pour que l'affection utérine fasse naître en lui des symptômes nerveux ; qu'elle n'est, par conséquent, que la cause occasionnelle de leur développement, de leur retour ou de leur exacerbation ; que si l'on fouille les antécédents on trouve toujours des troubles nerveux antérieurs relevant de l'état général.

Mais si les affections des organes génitaux retentissent peu sur le reste de l'organisme, l'organisme au contraire fait souvent pâtir l'utérus de ses souffrances. MM. Pidoux, Tillaux, Gosselin, Gueneau de Mussy, Martineau, etc., ont établi que la plupart du temps les affections utérines n'étaient que des manifestations locales de maladies générales : diathèses cancéreuses, scrofuleuses, herpétiques, arthritiques, tuberculeuses, anémiques, chlorotiques, etc. Eh bien, la diathèse nerveuse, si elle ne produit pas par elle-même d'affections utérines, est une cause prédisposante des plus puissantes des affections suivantes : métrite, pelvi-péritonite et avortement entre autres, et surtout elle détermine sur l'utérus des troubles fonctionnels des plus tranchés, tantôt de l'aménorrhée ou de la dysménorrhée, tantôt des hémorrhagies. Nous avons déjà vu que les métrites hémorrhagiques et les pelvi-péritonites accompagnées à leur début d'hémorrhagies se rencontraient surtout chez les névropathes. Enfin, à l'appui de l'influence du système nerveux sur l'appareil génital, il suffit de rappeler qu'une émotion vive arrête les règles ou les fait couler à flots. En voici un exemple dont j'ai été témoin : une jeune femme de 23 ans, dont les règles venaient de finir, en surprenant des lettres de femmes chez son mari, fut prise d'une telle émotion qu'elle eut, pendant dix jours, une métrorrhagie abondante suivie d'une anémie profonde.

Du reste, le système nerveux n'est-il pas l'appareil de l'animalité ? N'est-ce pas à lui que sont subordonnés tous les autres, dont les rôles ne consistent qu'à le protéger et le nourrir ?

Aux appareils propres à la conservation de l'individu, en est annexé un autre propre à la conservation et à la perpétuation de l'espèce, c'est l'appareil génital.

Je ne vois pas comment ce dernier, une simple annexe, puisse avoir l'influence qu'on prétend sur les fonctions des appareils principaux, indispensables à la vie.

Un appareil surajouté, d'une durée transitoire, puisque les organes génitaux de la femme sommeillent jusqu'à 14 ans et s'éteignent à 50 ans, nullement indispensable à la vie, ne peut jouer un rôle d'une si grande importance, privilège dont ne jouiraient par les organes génitaux de l'homme qui conservent leur activité jusqu'à l'âge le plus avancé !

On a exagéré l'influence de ces organes, de l'utérus entre autres, simple cavité de réception et d'expulsion dont le complet développement ne s'opère qu'un nombre de fois restreint dans le courant de l'existence.

Cet appareil si prôné n'est évidemment qu'un appareil tributaire de l'économie au lieu d'en être le souverain dominateur. Il n'est pas étonnant, au contraire, que le système nerveux de qui sont tributaires tous les organes n'y fasse retentir ses souffrances, soit par des troubles fonctionnels, soit par des lésions.

CHAPITRE II.

NATURE DES TROUBLES NERVEUX OBSERVÉS DANS LES AFFECTIONS UTÉRINES.

L'utérus ne peut donc pas être considéré comme la cause première de ces troubles nerveux. Nous voyons dans nos observations que les malades étaient souvent hystériques ou anémiques. Les troubles nerveux ne relèveraient-ils pas plutôt de ces maladies ?

Plusieurs auteurs attribuent, en effet, ces symptômes à l'anémie et à la chloro-anémie antérieure ou consécutive aux lésions utérines. Quelques-uns peuvent être attribués à l'anémie, mais la plupart doivent être attribués au nervosisme et à l'hystérie.

N'avons-nous pas vu que dans les anémies symptomatiques de cancer et d'hémorrhagies abondantes, les troubles nerveux sont rares ?

Pour moi, ils relèvent du système nerveux lui-même, frappé directement par des causes morbides. On va m'accuser de voir partout le nervosisme. Mais le système nerveux n'est-il pas notre essence même ? N'est-ce pas en lui que résident nos facultés et notre principe vital ? Et l'on s'étonnerait qu'il fût le siège de maladies primitives, idiopathiques, comme les appareils placés aux degrés inférieurs de la hiérarchie organique !

Non seulement c'est lui qui souffre des lésions des autres organes, non seulement il figure dans toutes les scènes morbides, mais souvent il y joue le premier rôle.

Pourquoi, lorsqu'il est primitivement atteint, ne retentirait-il pas sur les autres appareils comme ceux-ci retentissent sur lui lorsque la maladie les frappe les premiers ?

Jusqu'à présent on lui a prêté un rôle bien effacé en pathologie, il est temps de reconnaître sa prééminence dans les actes organiques, physiologiques ou morbides.

Le mot nerveux n'est plus un vain mot prêtant au rire. C'est au moins l'expression d'un fait. Il signifie que, si nous ne connaissons pas la nature intime des troubles que nous observons, nous savons au moins que le système nerveux est leur siège, qu'ils relèvent directement de lui et non d'un autre appareil.

Il n'est pas aussi étrange qu'on pourrait le croire, que l'appareil essentiel de notre individualité n'ait été reconnu le siège de maladies primitives qu'après les appareils secondaires.

Le sytème nerveux est d'une structure délicate en rapport avec les forces qu'il a la propriété de produire, force vitale, forces intellectuelles, volitives et affectives, forces sensibles et motrices.

Par suite de cette délicatesse, ses lésions échappaient et échappent encore pour la plupart à nos moyens d'investigation.

Les autres appareils, au contraire, d'une structure moins fine, sont mieux connus ; leurs lésions sont tombées plus facilement sous nos sens.

Mais il ne faut pas toujours prendre ces lésions grossières pour la cause première des accidents nerveux, il faut nous défier dans nos raisonnements du post hoc ergo propter hoc ; et lorsque nous nous trouvons en présence d'une ulcération utérine, gardons-nous bien d'en faire dépendre les troubles nerveux qui l'accompagnent.

Le système nerveux peut être le siège de plusieurs maladies primitives, les unes à lésions appréciables, les autres à lésions encore inconnues. Ce sont ces dernières maladies, appelées névroses, qui vont nous occuper.

Article 1er. — *Nervosisme.*

A nos yeux, les troubles nerveux que nous avons étudiés relèvent de la maladie désignée sous le nom de nervosisme. C'est une maladie primitive du système nerveux caractérisée par l'insuffisance de l'influx nerveux, insuffisance qui détermine: 1° une grande impressionnabilité; 2° un manque d'équilibre et d'harmonie dans les fonctions nerveuses, et 3° une grande mobilité et mutabilité des symptômes.

Le nervosisme est étudié dans tous les livres classiques sous le nom d'état nerveux.

M. Bouchut le divise en aigu et chronique.

Nous nous occuperons surtout du nervosisme chronique.

Les synonymes du mot nervosisme sont: état nerveux, névropathie, hystéricisme.

Mais les expressions hystérie et hystéricisme sont mauvaises parce que leur étymologie semble indiquer une relation avec l'utérus, relation qui n'existe pas, ainsi que l'ont prouvé Briquet, Bernutz, etc. D'un autre côté le mot hystéricisme a l'avantage de montrer la relation qui existe entre l'hystérie et le nervosisme, qui n'en est que le diminutif.

L'expression névropathie est un terme plus général qui désigne toute souffrance du système nerveux quelle que soit la maladie causale.

Le nervosisme est-il une diathèse?

Les définitions de la diathèe sont nombreuses. La plupart sont incompréhensibles. En voici une qui me paraît plus claire; je l'adopte.

« Par diathèse on doit entendre un état morbide paraissant

occuper la totalité de l'économie et se reproduisant sur divers points par des symptômes toujours liés entre eux par une forme semblable qui révèle une cause partout identique (1). »

En résumé, une diathèse me paraît être une maladie latente qui se dévoile de temps à autre par diverses manifestations. Quoi qu'il en soit, le nervosisme offre tous les caractères d'une diathèse. Comme les diathèses, il est souvent héréditaire, il peut être inné ou acquis; il a des symptômes tranchés dont la caractéristique est le défaut d'harmonie, la mutabilité et la variabilité; ses accidents sont intermittents; il présente des attaques et une tendance très marquée à la chronicité; ses récidives sont tenaces; enfin il peut aboutir à la cachexie.

Aussi a-t-on appelé le nervosisme la diathèse nerveuse. Comme les diathèses, il a la propriété « d'imprimer son caractère aux divers actes pathologiques quelle que soit leur nature et leur siège, aigus ou chroniques, de cause interne ou de cause traumatique, qui viennent à se produire intercurremment sans autre lien d'ailleurs avec elle que la fortuité de leur rencontre (2). »

C'est ce qui a lieu pour les affections utérines, le nervosisme leur imprime un caractère de chronicité et modifie leurs symptômes.

Que la diathèse nerveuse ait des symptômes communs avec d'autres maladies, rien de plus naturel.

« L'organisme ne dispose que d'un nombre relativement restreint de modes affectifs qui se combinent entre eux à l'infini suivant la cause qui les met en jeu, il n'est donc pas étonnant que des symptômes d'apparence identique puissent se rencontrer dans des affections de nature essentiellement diverses. C'est la nature même de la névropathie d'être le point de départ

(1) Hardy et Béhier. Traité élémentaire de pathologie interne, t. I, p. 97. Paris, 1846.

(2) Brochin, Art. Nervosisme. Dict. de Dechambre.

d'un grand nombre d'états morbides différents, mais ayant toutefois cela de commun entre eux, d'avoir tous leur assise sur le système nerveux et pour manifestations des troubles fonctionnels de cet appareil (1). »

Etiologie du nervosisme. — Les causes du nervosisme sont nombreuses. En première ligne nous trouvons l'hérédité.

Nous avons été frappé du nombre de troubles nerveux héréditaires. Briquet, du reste, a fait voir que 25 fois sur 100 les parents ont présenté des affections cérébrales, hystérie, épilepsie, aliénation mentale, et que la transmission par la mère semble plus fréquente que la transmission par la ligne paternelle.

Après l'hérédité vient le sexe. La femme par son tempérament nerveux est prédisposée au nervosisme qui n'est d'abord que l'exagération morbide de ce tempérament.

Voici l'opinion de notre confrère Rabelais sur la femme: « Quand je dis femme, je dis un sexe tant fragile, tant variable, tant inconstant et imparfait que nature me semble (parlant à tout honneur et révérence) s'être égarée de ce bon sens par lequel elle avait créé et formé toutes choses quand elle a basti la femme. Et y ayant pensé cent et cinq cents fois ne sais à quoi m'en résoudre, sinon que forgeant la femme elle a eu égard à la sociale délectation de l'homme et à la perpétuité de l'espèce humaine plus qu'à la perfection de l'individuale muliébrité. »

La femme, en effet, est douée d'une impressionnabilité vive, d'une sensibilité et d'une affectivité développées, d'une grande mobilité d'esprit, d'un système nerveux à équilibre instable. La subordination des trois grands appareils qui composent le système nerveux : encéphale, axe bulbo-spinal et sympathique,

(1) Brochin. Loc. cit.

est moins bien assurée que chez l'homme, un rien peut en déranger l'harmonie si précaire. Ces propriétés inhérentes à son sexe s'appellent féminisme. Chez l'homme le féminisme est déjà un état morbide. Eh bien, qu'une cause occasionnelle survienne et trouve le système nerveux mal disposé, en état de réceptivité morbide ; ce système nerveux si sensible sera vite ébranlé ; l'équilibre sera rompu ; à l'état physiologique succédera l'état pathologique, le nervosisme sera constitué.

Les hommes, cependant, ne sont pas exempts du nervosisme. Quelques-uns même sont hystériques. Mais c'est surtout dans l'adolescence que les hommes et les femmes sont le plus sujets au nervosisme. Plusieurs étudiants en médecine, maîtres d'étude dans les lycées, m'ont dit avoir souvent trouvé le nervosisme chez les jeunes collégiens de 15 à 20 ans. Plusieurs de ces jeunes gens étaient efféminés, quelques-uns avaient le clou et la boule.

Voici une petite note très curieuse qui m'a été communiquée par MM. Forfer et Vaisson :

« Sur 32 élèves examinés, au hasard, dans la cour du premier collège du lycée Henri IV, 21 ont été complètement insensibles à la piqûre d'une épingle qui leur traversait la peau du bras, presque tous étaient peu sensibles à une piqûre même forte, de sorte que la sensibilité ordinaire paraîtrait l'exception à cet âge. Voici l'âge des élèves complètement insensibles : Mathématiques spéciales : D..., 21 ans ; D..., 19 ans. — Mathématiques élémentaires : C..., 17 ans ; C..., 17 ans ; D..., 17 ans ; Ch..., 15 ans ; Gu..., 16 ans ; Tri..., 18 ans ; La..., 18 ans. — Philosophie : Th..., 18 ans ; Gou..., 18 ans ; Gui..., 19 ans. — Rhétorique : Bal..., 17 ans ; Blo..., 17 ans ; Tho..., 16 ans. — Seconde : Gil..., 15 ans ; Jam..., 19 ans ; Lem..., 15 ans ; Prem..., 16 ans ; Del..., 15 ans ; Court..., 15 ans. Au total, 21 élèves insensibles sur 32. »

En plus de l'âge, le travail exagéré, les inquiétudes des

examens, les mauvaises conditions hygiéniques, l'onanisme, etc., ont dû participer à la production de l'état nerveux chez ces jeunes gens.

La connaissance de ces faits explique comment beaucoup d'adolescents peuvent s'enfoncer des épingles dans les chairs sans sourciller.

La question du nervosisme n'a pas été étudiée chez les enfants. Mais les enfants qui, sous l'influence de causes occasionnelles légères, vers, piqûres d'épingle, dentition, ont des convulsions, ne sont peut être que des névropathes. Il faut chercher si les parents sont hystériques ou alcooliques. Du reste un grand nombre d'hystériques ont eu des convulsions dans leur enfance.

La faiblesse des réactions sympathiques ou réflexes chez le vieillard explique très bien l'espèce d'immunité dont il jouit à l'égard de cette maladie.

Après l'hérédité, le sexe et l'âge, viennent les causes déterminantes. Dans le premier ordre de causes se rangent les causes morales : peines, chagrins, passions, désirs non satisfaits, bref toutes les souffrances morales; enfin une mauvaise éducation. Dans le deuxième ordre viennent se ranger les causes physiques : privations, privations d'air, de soleil, de nourriture, de vêtements, etc.; les excès, surtout les excès de boisson, de veilles, de travail, de travail intellectuel entre autres.

Enfin, le nervosisme peut être consécutif à une maladie longue, à une diathèse, etc., peut-être à l'alcoolisme. En résumé, toutes les causes de l'hystérie produisent le nervosisme.

Les causes physiques et les maladies peuvent non seulement déterminer le nervosisme, mais aussi l'anémie. Dans certains cas, selon la prédisposition individuelle, l'anémie ou le nervosisme se développera seul, dans d'autres cas les deux maladies se développeront simultanément.

Quels sont les symptômes propres à l'anémie et au nervosisme et quels sont les symptômes communs aux deux maladies? Voilà ce que nous allons chercher à éclaircir.

Les auteurs n'ont pas bien précisé les symptômes qui appartiennent au nervosisme. Ils ont eu tort, à mon sens, de le séparer de l'hystérie dont il n'est que le diminutif. Les symptômes prodomiques de l'hystérie et ceux de l'intervalle des crises ne peuvent être distingués de ceux du nervosisme. Galien, Sydenham et Beau avaient donc raison de les confondre. Tout ce que nous dirons du nervosisme pourra donc se rapporter à l'hystérie, mais la réciproque n'est pas vrai : car on peut être nervosique sans être hystérique ; jamais on n'est hystérique sans être nervosique.

Les deux maladies procèdent du même fond morbide duquel naît le nervosisme quand la susceptibilité nerveuse est médiocre, l'hystérie quand la susceptibilité nerveuse est intense. Entre le nervosisme léger et les attaques violentes de l'hystérie, il y a une série infinie d'états intermédiaires qui varient avec chaque individu. De là, la difficulté d'une description.

N'ayant pas à faire l'histoire de cette maladie, je ne jetterai qu'un coup d'œil d'ensemble sur les symptômes; puis je reviendrai sur quelques-uns d'entre-eux dont j'ai fait une étude spéciale.

Symptomatologie. — Le nervosisme étant une névrose dont la caractéristique est le défaut d'équilibre entre les trois grands centres nerveux cérébraux, spinaux et sympathiques, les symptômes ont pour caractères l'incoordination, le manque d'harmonie et la mutabilité.

En effet, la femme nervosique est impressionnable, susceptible, émotive. Elle est intelligente ; mais ses idées et sa conduite manquent de suite. Elle est inconsidérée, irréfléchie, écervelée. Son humeur est inégale, elle pleure et rit sans motifs ; elle entre en colère à tout propos, elle passe de la joie à la douleur et de la douleur à la joie en quelques minutes. Elle manque de volonté, est incapable d'un travail soutenu ; mais à un moment donné elle pourra déployer une grande énergie ; en plus, tout son organisme est dans un état de souffrance, de malaise général. Cette douleur vague, générale, répandue dans son être présente de temps à autre des exacerbations caractérisées par des névralgies, de l'hyperesthésie, etc. En opposition aux douleurs profondes, on constate sur la peau et les muqueuses des anesthésies plus ou moins étendues ; on dirait une répartition inégale de l'influx nerveux par suite d'insuffisance. A un degré plus élevé que le nervosisme, nous avons l'hystérie. Les convulsions peuvent servir de ligne de démarcation arbitraire entre ces deux maladies.

Dans l'hystérie, il faut ranger les contractures, les paralysies, les mouvements choréiformes et spasmodiques.

Tandis que le nervosisme a pour signes principaux le désaccord, le manque d'équilibre et les souffrances, l'anémie a pour caractéristique la décoloration des tissus et l'asthénie.

Les anémiques, à la suite d'une perte de sang considérable, sont pâles, décolorées, le pouls est accéléré, des palpitations surviennent, des bruits de souffle s'entendent au cœur et dans les vaisseaux, tous ces phénomènes sont la conséquence de la diminution du fluide sanguin. Le système nerveux, ne recevant plus son excitant naturel, est engourdi. Les malades sont faibles et sommolentes. Elles sont obligées de garder la position horizontale, sinon la tête leur tourne : elles ont du vertige, des étourdissements, des bourdonnements et à un degré plus avancé des syncopes. Par suite de la diminution des globules, elle ont de la dyspnée, de l'anhélation ; par suite de l'inertie du tube digestif, de la dyspepsie et de la constipation. Voilà les seuls symptômes de l'anémie proprement dite, de l'anémie post hémorrhagique. Les malades ont toutes leurs fonctions engourdies ; mais elles ne souffrent pas. Si vous les piquez ou pincez, les sensations pourront être obtuses, mais elles ne seront pas abolies, et surtout elles ne seront pas inégalement réparties. Quant aux convulsions et aux paralysies anémiques, je n'en ai jamais vu. Lorsque les anémiques sont trop épuisées, elles ont une parésie générale et une diminution de toutes les sensations, mais elles n'ont pas, à proprement parler, de paralysie ou d'anesthésie. Des convulsions ou plutôt quelques mouvements spasmodiques ne surviennent qu'au moment où la vie va cesser, ce sont des convulsions ultimes. On ne peut ranger dans la symptomatologie cette suractivité fonctionnelle momentanée, prélude de la mort.

Faut-il mettre les douleurs névralgiques sur le compte de l'anémie ou du nervosisme ? C'est une question difficile à résoudre. Ce qu'il y a de certain, c'est quedans les anémies consécutives aux avortements, aux insertions vicieuses, aux inerties utérines les malades n'ont pas de névralgies. La céphalalgie ne s'établit qu'au moment de la réaction fébrile.

Dans l'anémie cancéreuse, vous voyez assez rarement des troubles nerveux et des névralgies en dehors de celles qui correspondent au siège du mal.

Dans l'anémie de l'albuminurie vous ne constatez aucune douleur; les sujets, malgré la décomposition du sang, ne présentent aucun trouble de la sensibilité; même remarque pour l'anémie diabétique.

Enfin, dans l'anémie tuberculeuse, si la malade éprouve des douleurs, on peut les considérer, à bon droit, comme symptomatiques des lésions tuberculeuses. Ainsi les névralgies intercostales s'expliquent suffisamment par les lésions pulmonaires ou pleurales. Il n'est pas nécessaire de faire intervenir l'anémie pour les expliquer.

Je me demande même si l'anémie détermine par elle-même de la céphalalgie. La céphalalgie existe bien dans l'anémie ; mais elle me paraît être l'effet d'une congestion cérébrale. On sait depuis la connaissance des vaso-moteurs qu'en dehors de la circulation générale existent des circulations locales. Souvent chez les anémiques le sang se porte plus à un point qu'à un autre ; la rougeur ou la pâleur à la moindre émotion en est la preuve.

Je crois donc que l'on fait jouer un trop grand rôle à l'anémie au détriment du nervosisme et que bien des symptômes qu'on lui attribue doivent être rapportés à ce dernier. Que de fois j'ai vu qualifier d'anémiques des femmes délicates, impressionnables et dyspeptiques qui pourtant ne présentaient aucun des signes principaux de l'anémie, c'est-à-dire la décoloration des tissus et les bruits de souffle. On ne doit pas considérer comme anémiques des personnes qui présentent de la céphalalgie, de la dyspepsie et de l'aménorrhée et qui ont les lèvres rouges. Ces trois symptômes existent tout aussi bien dans le nervosisme, ils ne sont donc pas caractéristiques. S'ils s'accompagnent de pâleur, on peut les attribuer à l'anémie : mais s'ils s'accompagnent d'anesthésie, de désharmonie des forces au dynamomètre, de clou, de boule, de tympanisme et d'apparition précoce des règles, il ne faut pas hésiter à les rapporter au nervosisme. En résumé, en dehors des symptômes caractéristiques, propres à chaque maladie, nous avons des symptômes mixtes, communs aux deux. C'est, comme dans tout diagnostic, l'ensemble des phénomènes et les antécédents qui permettront de juger la question. Elle sera souvent d'autant plus difficile à juger que la coexistence du nervosisme et de l'anémie est fréquente, soit qu'elles se développent en même temps, sous l'influence des mêmes causes, ou qu'elles soient la conséquence l'une de l'autre. Nous verrons plus loin que l'anémie est plutôt la conséquence du nervosisme que le nervosisme de l'anémie.

Je vais revenir sur quelques-uns des symptômes. A mes yeux, comme à ceux du Dr Burq, l'anesthésie est un signe d'une grande valeur. Elle se rencontre bien dans d'autres affections : intoxication saturnine ou alcoolique, paralysie générale, ataxie, myélites, lésions de la capsule interne, etc. Mais, à cause de sa fréquence dans le nervosisme, lorsqu'on la rencontre chez une femme, il faut penser d'abord à cette maladie. Du reste le nervosisme lui imprime son cachet de mobilité et d'intermittence. Elle est facilement modifiée par la métallothérapie; mais elle revient aussi facilement qu'elle disparaît tant que le sujet n'est pas guéri. Elle disparaîtrait, au contraire, pour toujours dans les maladies organiques. Sa coexistence avec l'amyosthénie est fréquente. L'union de ces deux phénomènes, si bien étudiée par M. Burq dans sa thèse inaugurale, est d'une grande valeur pour le diagnostic du nervosisme.

Pour M. Lancereaux, dans l'alcoolisme, l'anesthésie au lieu d'être unilatérale, ce qui est la règle dans le nervosisme, serait symétrique, et l'analgésie serait plus fréquente que l'insensibilité au contact. Chez les femmes de 25 à 30 ans, je suis souvent fort embarassé pour savoir si leurs symptômes relèvent du nervosisme ou d'un léger degré d'alcoolisme. Dans les deux cas, les femmes peuvent avoir une grande mobilité de la face et des lèvres, un léger tremblement, de la dyspepsie, de l'anesthésie, des rêves et des cauchemars. Les antécédents seuls peuvent mettre sur la voie, et je crois que l'alcoolisme doit être une cause de nervosisme chez bien des femmes d'ouvriers.

J'ai rarement rencontré l'ovarie, même chez les hystériques. Je crois que l'on prend souvent pour elle de simples névralgies iléo-lombaires. Celles-ci, ainsi que les névralgies intercostales, n'ont souvent qu'un ou deux points douloureux. Ainsi, dans les névralgies intercostales, le point cardiaque fait croire aux malades qu'elles sont atteintes d'une affection du cœur. Si elles ont le point épigastique et de la dyspepsie, bien des médecins diagnostiquent gastralgie sans plus ample informé.

J'ai surtout étudié les troubles de la menstruation. Les nervosiques peuvent avoir des règles irrégulières. Elles ont souvent de l'aménorrhée ou de la dysménorrhée.. Mais ces symptômes peuvent se présenter dans l'anémie, surtout l'aménorrhée. L'abondance des règles, allant quelquefois jusqu'à la ménorrhagie, et leur apparition précoce sont, au contraire, deux caractères du nervosisme.

En effet, sur 46 hystériques sans affections utérines, nous avons trouvé 24 femmes réglées avant 14 ans, 8 après 16 ans, 13 seulement de 14 à 16 ans. Sur 24 nervosiques, 9 étaient réglées avant 14 ans, 9 de 14 à 16, 6 après 16 ans.

Sur 20 chlorotiques, nous en avons trouvé 8 réglées avant 14 ans, 2 après 16 ans, 10 de 14 à 16 ans. La menstruation chez les chlorotiques semble donc s'établir à l'époque normale.

Dans les observations qui font l'objet de ce travail, sur 15 hystériques atteintes d'affections utérines avec troubles nerveux concomitants, 11 étaient réglées avant 14 ans, 2 après 16 ans, 2 de 14 à 16 ans inclusivement.

Sur 11 hystériques atteintes d'affections utérines sans troubles nerveux concomitants, 4 étaient réglées avant 14 ans, 3 après 16 ans, 4 de 14 à 18 ans inclusivement.

Sur 20 femmes anémiques atteintes d'affections utérines, mais non névropathes, 5 étaient réglées avant 14 ans, 10 de 14 à 16 ans, 5 après 16 ans.

Sur 15 femmes atteintes d'affections utérines, mais ni névropathes, ni anémiques, 3 était réglées avant 14 ans, 10 de 14 à 16 ans, 2 après 16 ans.

Nous pouvons conclure de cette statistique que les règles apparaissent de bonne heure, ou tardivement chez les hystériques ; mais surtout de bonne heure, puisque sur 72 hystériques nous en avons trouvé 39 réglées avant 14 ans, 17 après 16 ans, et 20 seulement de 14 à 15 ans inclusivement.

Ainsi dans nos climats une femme réglée avant 13 ans et demi, 14 ans, surtout si elle est délicate, est prédisposée à l'hystérie, ou plutôt cette apparition prématurée des règles est une manifestation précoce du nervosisme.

Les règles tardives ont une signification moins nette. Cependant elles indiquent un organisme malade et par suite une faiblesse de l'ütérus comme de toute l'économie.

Le retard des règles doit donc être pris en sérieuse considération. Mes maîtres, MM. Dumontpallier et Paul, attiraient souvent notre attention sur ce point. Il faut craindre pour l'utérus d'une femme réglée tard et qui n'est pas marcheuse, dit M. Paul. Ce retard, en effet, s'il indique une faiblesse de tout l'organisme dont la vitalité utérine se ressent, indique aussi fort souvent un semblable retard dans l'évolution des organes génitaux. Au moment de la puberté, les maladies générales retentissent peu sur l'évolution des organes essentiels à la vie qui sont arrivés à leur complet développement; il n'en est pas de même pour l'utérus qui prend un nouvel essort. Si le sujet est malade, l'arrêt de développement utérin jusqu'alors physiologique persiste et devient morbide. Et la femme sera d'autant plus exposée plus tard aux affections utérines que l'arrêt d'évolutión aura été plus marqué.

Dans tous ces faits je vois encore des preuves plutôt en faveur de l'influence de l'état général sur l'utérus qu'en faveur de l'influence de l'utérus sur l'état général.

Du reste, ce n'est pas une propriété particulière à l'utérus d'être arrêté dans son évolution par une maladie, c'est une propriété propre à tous les tissus et organes en voie d'évolution. Dans les fractures, souvent les ongles cessent de pousser; M. Paul nous a fait souvent remarquer l'arrêt de développement des dents chez des sujets qui avaient été malades au moment de la deuxième dentition. Les dents présentent une rainure transversale privée d'émail. D'après la dent qui présente la rainure on peut dire l'âge auquel la personne a été malade.

Je viens d'insister sur l'anesthésie qui donne, pour ainsi dire, la mesure du degré de nervosisme et sur l'apparition précoce ou tardive des règles; il me reste à dire un mot des troubles oculaires. Le daltonisme n'existe que dans l'hystérie très prononcée. Il n'en est pas de même de l'amblyopie. La plupart des femmes hystériques voient moins d'un œil que de l'autre.

L'étendue du champ visuel est souvent assez bien conservée, mais l'acuité visuelle est presque toujours plus ou moins diminuée. Hésitez-vous pour savoir si une femme est nerveuse ou non, faites-la lire. Elle sera elle-même tout étonnée d'avoir un œil qui voit moins bien. Les lettres lui paraîtront brouillées, elle pourra à peine lire quelques lignes avec difficulté, à un degré plus avancé elle ne pourra distinguer aucun mot et même elle ne verra qu'un brouillard. Cette amblyopie siège en général sur l'œil qui correspond au côté faible de l'hystérique, c'est-à-dire au côté le plus souvent affecté de névralgies, d'anesthésie, etc., c'est habituellement le côté gauche.

D'après mes observations les troubles oculaires chez les névropathes présentent dans leur apparition l'ordre de succession suivant.

A un premier degré, survient une diminution de l'acuité visuelle. A un degré plus accentué, l'acuité visuelle est encore moindre, l'étendue du champ visuel se rétrécit et le daltonisme commence; à un troisième degré le daltonisme est complet, enfin à un quatrième degré l'amblyopie est complète. Dans leur disparition les troubles oculaires suivent un ordre inverse.

En général, l'étendue et l'intensité de l'anesthésie cutanée, sont en rapport direct avec l'intensité du nervosisme; il en est de même de l'anesthésie rétinienne.

Une autre preuve que l'anémie et la cachexie ne produisent pas les troubles que nous avons rencontrés, c'est que, dans la tuberculose survenant chez les hystériques, au fur et à mesure de l'évolution de la tuberculose et de l'anémie tuberculeuse, les troubles nerveux s'effacent. Je ne parle pas seulement de la tuberculose aiguë dont nous avons cité une observation à l'article vaginite et pour laquelle on peut objecter ce fameux adage : Spasmos febris solvit ; mais aussi de la tuberculose chronique.

D'un autre côté, si le nervosisme cède peu à peu le pas à la tuberculose, celle-ci évolue moins vite, elle est retardée par la présence du nervosisme.

J'ai eu un bel exemple de ce fait dans le service de M. Lancereaux :

Une jeune femme, de mœurs légères, était arrivée à la 3e période de la phthisie ; elle était condamnée ; elle avait des attaques de nerfs presque tous les jours, à faire croire qu'elle passerait pendant une de ses attaques. Quelle fut notre surprise, lorsque nous vîmes son état général s'améliorer malgré la continuation des attaques de nerfs. Elle sortit de l'hôpital assez en état pour continuer sa vie galante. Quelques mois après elle vivait encore, et nous apprenions qu'elle s'était empoisonnée avec de l'atropine en compagnie de son amant. Ils échappèrent tous deux à cet empoisonnement, mais elle fut bien moins malade que lui.

M. Bernutz, dans son article sur l'hystérie, cite un exemple frappant de l'antagonisme entre la tuberculose et l'hystérie.

Je possède aussi quelques observations où les troubles nerveux s'éteignirent au fur et à mesure que la tuberculose s'établit.

Enfin, autre relation intéressante entre la tuberculose et le nervosisme : souvent les hystériques ont eu des parents tuberculeux. On dirait que chez le descendant la tuberculose s'est transformée en nervosisme. Le meilleur souhait que l'on puisse faire à une femme dont les parents sont tuberculeux est celui d'être hystérique. L'hystérie est pour elle le préservatif, le palladium de la tuberculose.

En résumé, j'ai cru remarquer un certain degré d'antagonisme entre le nervosisme et la tuberculose ; mais je ne puis me prononcer d'une façon absolue ; mes observations ne sont pas assez nombreuses. Cet antagonisme serait un bonheur pour l'individu, mais un malheur pour l'espèce. Car les nervosiques et les tuberculeux sont des êtres tarés qui ne peuvent produire que des tarés, et pour M. Noel Gueneau de Mussy, la tuberculose pourvoit à l'intégrité de la race, en sacrifiant l'individu. La tuberculose épurerait la société! Quoi qu'il en soit, il est curieux de voir ces deux diathèses offrir entre elles une certaine relation de cause à effet dans leur étiologie, et, au contraire, présenter un certain antagonisme dans leur évolution.

Article II. — *Chlorose.*

Sous l'influence des mêmes causes peut se produire soit l'anémie, soit le nervosisme. Les privations, l'insuffisance de nourriture agissant plus directement sur la nutrition produisent plutôt l'anémie ; les peines morales agissant plus directement sur le système nerveux produisent le nervosisme.

Pour moi, l'anémie par elle-même ne produira pas de nervosisme secondaire à moins que le sujet ne soit prédisposé, c'est-à-dire à moins que l'anémie ne réveille le nervosisme latent. Si le nervosisme se développe dans le courant de l'anémie ce sera sous l'influence des causes de l'anémie, mais non par le fait de l'anémie elle-même. Nous avons vu en effet que les anémies symptomatiques et les anémies post-hémorrhagiques ne s'accompagnent pas de troubles nerveux ; il n'y a donc pas de raison pour que l'anémie primitive en produise. Elle n'occasionnera des troubles nerveux que sur des sujets prédisposés, nervosiques antérieurement.

Le nervosisme, au contraire, peut dans certains cas produire l'anémie la plus profonde du jour au lendemain.

M. Bouchut citait dans ses cliniques une jeune mariée qui,

désillusionnée de sa première nuit de noce, fut prise subitement de la *chlorose* la plus accentuée.

Je viens de prononcer le mot de *chlorose*.

Si l'anémie simple, comme les anémies symptomatiques, est insuffisante à elle seule pour produire des troubles nerveux, la chlorose n'en produirait-elle pas et n'aurait-elle pas le droit de réclamer sa part des troubles nerveux observés dans les affections utérines ?

C'est ici le lieu de donner notre opinion sur la chlorose.

Les mêmes causes peuvent produire simultanément ou consécutivement le nervosisme et l'anémie. Eh bien ! je crois que c'est à l'union des troubles fonctionnels dus au nervosisme et à l'anémie qu'on donne le nom de chlorose.

La chlorose, en effet, est une entité morbide fort artificielle, sans caractères tranchés.

Pour Cullen et Pinel, la chlorose était un état morbide consécutif à la suppression ou rétention des règles. Ils prenaient l'effet pour la cause.

Andral et Grisolle ne la distinguent pas de l'anémie primitive, idiopathique.

« La chlorose, dit M. Germain Sée, est une anémie globulaire par suite des besoins nutritifs que réclament les fonctions de reproduction et d'accroissement. »

Ailleurs : « On ne peut pas faire de la chlorose une entité morbide de ce qu'il y a disproportion entre les forces du développement et les moyens réparateurs ; celle-ci ne dépend pas exclusivement des fonctions de puberté, il reste en effet une chlorose de l'enfance de l'âge de puberté, de l'âge adulte et une chlorose puerpérale (1). »

Sydenham la considère comme une sorte d'affection hystérique. Pour Morton, Herman, Copland, Jolly, Brachet, Hœfer,

(1) Germain Sée. Du sang et des anémies, 1866.

Putégnat, Trousseau et Peter, la chlorose est une maladie nerveuse.

La chlorose, dit Trousseau dans ses cliniques, « doit être considérée comme une maladie nerveuse cause de l'altération du sang, plutôt que comme une cachexie produisant les désordres nerveux. »

Pour M. Parrot (1), on ne peut distinguer l'anémie de la chlorose. Cette dernière présenterait un plus grand nombre de symptômes nerveux. Son opinion sur la nature est celle de Trousseau.

Enfin le mot chloro-anémie prouve l'hésitation des esprits.

Pour moi, la chlorose n'existe pas comme entité morbide ; ou bien il faut donner ce nom à une variété d'anémie primitive, celle de l'accroissement et de la reproduction. Si l'on en fait une névrose avec des troubles nerveux dans sa symptomatologie, la chlorose n'est que l'anémie du nervosisme, c'est-à-dire l'anémie se développant chez les névropathes et les hystériques. Suivant l'intensité de l'anémie ou de la névropathie, vous aurez la prédominance des symptômes de l'anémie ou du nervosisme.

Dans quelques cas l'anémie paraîtra primitive au nervosisme ; mais si dans cette anémie vous voyez survenir des troubles nerveux, remontez à la source, vous verrez que le sujet était névropathe. L'anémie n'a été que le prétexte, l'occasion de l'apparition des troubles nerveux, la plupart du temps héréditaires, tandis que l'anémie est surtout acquise et par conséquent postérieure.

Aux expressions chlorose, chloro-anémie, je préférerais les mots hystéro-anémie, nervo-anémie, etc.

On ne peut pour établir l'entité morbide de la chlorose se baser sur le sexe ; la chlorose se voit chez les garçons.

(1) Art. du Dict. de Dechambre.

On ne peut se baser sur l'âge. On connait la chlorose de la grossesse et des femmes mariées.

Il n'est pas étonnant que la chlorose, mélange d'anémie et d'hystérie, apparaisse à l'époque de la puberté et surtout chez la femme. La femme, par le fait de l'organisation fragile de son systéme nerveux, est prédisposée au nervosisme. En outre, à l'époque de la puberté, chez la femme comme chez l'homme, le système nerveux et tous les systèmes de l'économie encore en voie d'évolution sont plus susceptib'es aux causes morbides; le nervosisme et l'anémie se développeront donc plus facilement.

C'est une erreur de croire que les organes génitaux évoluent seuls à cette époque. Tout l'organisme cherche à se perfectionner et à s'harmoniser.

L'évolution des organes génitaux en quelques mois pour arriver à leur parfait développement est encore une preuve de leur rôle secondaire dans l'économie. Les organes indispensables à la vie, au contraire, se développent régulièrement depuis la naissance jusqu'après la puberté.

Mais au moment de la puberté, il se produit des modifications importantes dans toute l'économie. En même temps que les spermatozoïdes où les ovules se forment, la voix se transforme, le système pileux se développe, les formes s'arrondissent chez la femme, elles s'accentuent chez l'homme. Ainsi, non seulement les organes génitaux, mais les organes de la voix, les poils, les muscles, les os, tout à ce moment subit une nouvelle impulsion dans son développement. Tout tend à se proportionner et à s'harmoniser, et l'utérus, en retard jusqu'alors, évolue rapidement pour se mettre au niveau général. Ces transformations dans les deux sexes s'opèrent de 14 à 18 ans. Qu'à ce moment de croissance et de formation, l'adolescent soit exposé à des causes morbides, son système nerveux quoique moins susceptible que dans l'enfance, sera plus sensible à leurs atteintes qu'à un âge avancé. Même remarque pour les autres systèmes. Que ces causes portent sur ces derniers, la nutrition sera troublée, l'anémie surviendra et nous aurons l'union du nervosisme et de l'anémie, c'est-à-dire la chlorose.

L'hérédité de la chlorose est encore une preuve en faveur de mon opinion, car le nervosisme est plutôt héréditaire que l'anémie.

Quant aux symptômes, ils ne sont nullement caractéristiques; ils dépendent soit de l'anémie, soit du nervosisme. C'est pourtant sur les symptômes nerveux que des auteurs s'appuient pour différencier la chlorose de l'anémie.

La teinte verte n'est pas non plus pathognomonique, elle n'existe pas toujours dans les chloroses bien nettes, vous la rencontrez, au contraire, dans certaines anémies symptomatiques.

Enfin, les troubles des organes génitaux sont des effets et non des causes de l'anémie et du nervosisme. La chlorose ménorrhagique de Trousseau est encore une preuve de ce que j'avance. N'avons-nous pas vu, par mes observations, que le nervosisme prédispose aux hémorrhagies et l'anémie à l'aménorrhée.

Dans la chlorose il n'y a pas d'amaigrissement; cela prouve tout simplement que l'anémie, quoique souvent intense, n'altère pas profondément l'organisme. Elle ne porte guère, en effet, que sur un élément du sang, les globules; tandis que les anémies plus graves, les symptomatiques, portent sur plusieurs éléments, et souvent alors l'amaigrissement ne tient pas tant à l'anémie qu'aux troubles de nutrition relevant de la maladie elle-même.

Enfin chez la chlorotique « la dénutrition ne s'exerce, en effet, que sur les tissus protéiques, les muscles, les épidermes, etc., elle s'opère au dépens des tissus organiques plutôt que de la graisse, car les fonctions de développement individuel, qui sont seules en souffrance n'utilisent que les corps protéiques et azotés ; au contraire, chez l'anémique, l'amaigrissement n'est pas rare et ce fait s'explique facilement, l'anémie atteint tous les organes ; la déperdition porte indistinctement sur tous les éléments, tant graisseux qu'albumineux des organes (1). »

A la longue cependant, l'amaigrissement survient bien dans l'anémie primitive ; mais il est souvent masqué par l'œdème et la bouffissure. Dans la chlorose, l'altération du sang n'est pas grave, malgré la décoloration des organes. On meurt rarement de chlorose ; elle guérit même sane remèdes par les seules forces de la nature ou par de meilleures conditions hygiéniques.

Quant aux différences histologiques entre le sang des chlorotiques et celui des anémiques, elles ne sont pas assez tranchées pour se baser sur elles afin d'établir une distinction complète entre l'anémie et la chlorose.

Mes observations portant sur 22 chlorotiques, viennent à l'appui de ces assertions. Les malades que j'ai observées chez M. Dumontpallier étaient plutôt des hystériques ou des nervosiques affectées d'anémie. M. Dumontpallier ne les appelait que des anémiques à cause de l'absence de la couleur verte. En ville, les médecins les avaient appelées chlorotiques.

A Lariboisière, j'ai également observé un certain nombre de chlorotiques chez M. Paul et dans les autres services. La plupart, en plus des symptômes de l'anémie, présentaient les troubles nerveux du nervosisme.

Quelques-unes même, étaient hystériques. Trois ou quatre étaient plutôt anémiques que nerveuses, elles présentaient cependant un côté du corps légèrement moins sensible que l'autre.

En résumé, j'ai rencontré dans ce qu'on appelle la chlorose de nombreuses formes intermédiaires entre l'anémie simple et

(1) Germain Sée. Loc. cit.

l'hystérie ; les unes se rapprochaient de l'anémie pure, les autres de l'hystérie franche.

Je crois donc que l'on peut, avec M. Germain Sée, considérer la chlorose comme l'anémie de l'accroissement et de la reproduction. Mais alors on ne peut faire rentrer dans sa symptomatologie les troubles nerveux concomitants. Ils relèvent du nervosisme, et n'ont pas assez d'importance pour imprimer à ce mélange d'anémie et de nervosisme appelé chloro-anémie et mieux hystéro-anémie, un cachet tel qu'on puisse faire de cet état hybride une entité morbide.

Quoi qu'il en soit, mes observations prouvent que les organes génitaux ont peu de retentissement sur l'économie ; et la discussion de tous ces faits me permet de m'inscrire en faux contre le fameux aphorisme de Van Helmont :

Propter solum uterum, mulier id est quod est.

« Pour moi, la femme est femme par son système nerveux et non par l'utérus. »

CONCLUSIONS.

I. — Sur 133 observations, en dehors des névralgies iléo-lombaires, nous n'avons rencontré aucun trouble nerveux réflexe.

II. — Les névralgies iléo-lombaires sont les seuls phénomènes nerveux que l'on peut considérer comme réflexes des affections génitales.

III. — Dans nos observations il n'y avait qu'une simple coïncidence entre les troubles nerveux et l'affection génitale; ils évoluaient chacun de leur côté sans action l'un sur l'autre.

IV. — Les troubles nerveux appelés réflexes préexistent la plupart du temps aux affections génitales.

V. — Le plus souvent ils persistent après la guérison de l'affection génitale ou tout au moins reviennent très promptement après, tant que l'état général dont ils relèvent n'est pas amélioré.

VI. — Souvent, chez les hystériques, une affection génitale survient sans réveiller de troubles nerveux.

VII. — Sous l'influence d'une maladie génitale une femme d'une bonne santé antérieure ne présente aucun trouble nerveux; il faut une prédisposition spéciale de la part du sujet pour que l'affection génitale fasse naître en lui des symptômes nerveux.

VIII. — On ne peut pas dire que la métrite et les autres affections génitales soient la cause primordiale des troubles nerveux concomitants. A peine joueraient-elles le rôle de cause occasionnelle dans quelques circonstances.

IX. — L'influence physiologique et pathologique des organes génitaux sur le système nerveux a été exagérée. Elle est inférieure à celle des autres organes, de l'estomac entre autres. La puberté, la grossesse et la ménopause ne jouent également que le rôle secondaire de cause occasionnelle.

X. — Si les organes génitaux, sains ou malades, ont peu de retentissement sur le reste de l'organisme, l'organisme malade, au contraire, fait souvent retentir ses souffrances sur les organes génitaux.

XI. — L'intensité des douleurs comme celle des troubles nerveux est plutôt proportionnelle au nervosisme et à l'hystérie qu'à la maladie génitale. C'est surtout chez les hystériques que l'on peut dire : petite lésion, grande douleur.

XII. — Les troubles nerveux concomitants des affections génitales relèvent du nervosisme, de l'hystérie, de l'anémie et de l'alcoolisme; mais le travail morbide des organes génitaux peut devenir la cause de manifestations hystériques ou autres sur ces organes.

XIII. — Le nervosisme n'est que le premier degré de l'hystérie.

XIV. — Le nervosisme, et sa plus haute puissance l'hystérie, prédisposent aux métrites, particulièrement aux métrites hémorrhagiques, aux pelvi-péritonites et aux avortements; en outre, comme les autres diathèses il est une cause de chronicité et détermine sur les organes génitaux des troubles fonctionnels des plus accentués : aménorrhée, dysménorrhée, hystéralgie vaginisme, métrorrhagies, etc.

XV. — L'anesthésie chez la femme est un des symptômes les plus caractéristiques du nervosisme.

XVI. — La précocité des règles est un signe de nervosisme; leur apparition tardive peut avoir la même signification; mais elle indique surtout la débilité générale et un arrêt dans l'évolution génitale qui prédispose aux affections de cet appareil.

XVII. — La diminution de l'acuité visuelle est également un signe de nervosisme. C'est le premier trouble nerveux oculaire à apparaître et le dernier à disparaître.

XVIII. — C'est principalement du nervosisme et de l'hystérie que relèvent la plupart des troubles nerveux observés dans le cours des affections génitales.

XIX. — Les anémies les plus profondes ne présentent, en effet, aucun trouble nerveux. Quant à la chlorose, état morbide qui s'accompagne fréquemment de troubles nerveux, on ne peut la regarder comme une variété d'anémie primitive qu'à la condition de ranger les troubles nerveux concomitants au nombre des complications; car si l'on considère ces troubles nerveux, qui relèvent du nervosisme, comme faisant partie intégrante de sa symptomatologie, la chlorose n'est plus qu'un mélange plus ou moins intime de nervosisme et d'anémie, qu'il serait plus juste de dénommer : hystéro ou nervoso-anémie.

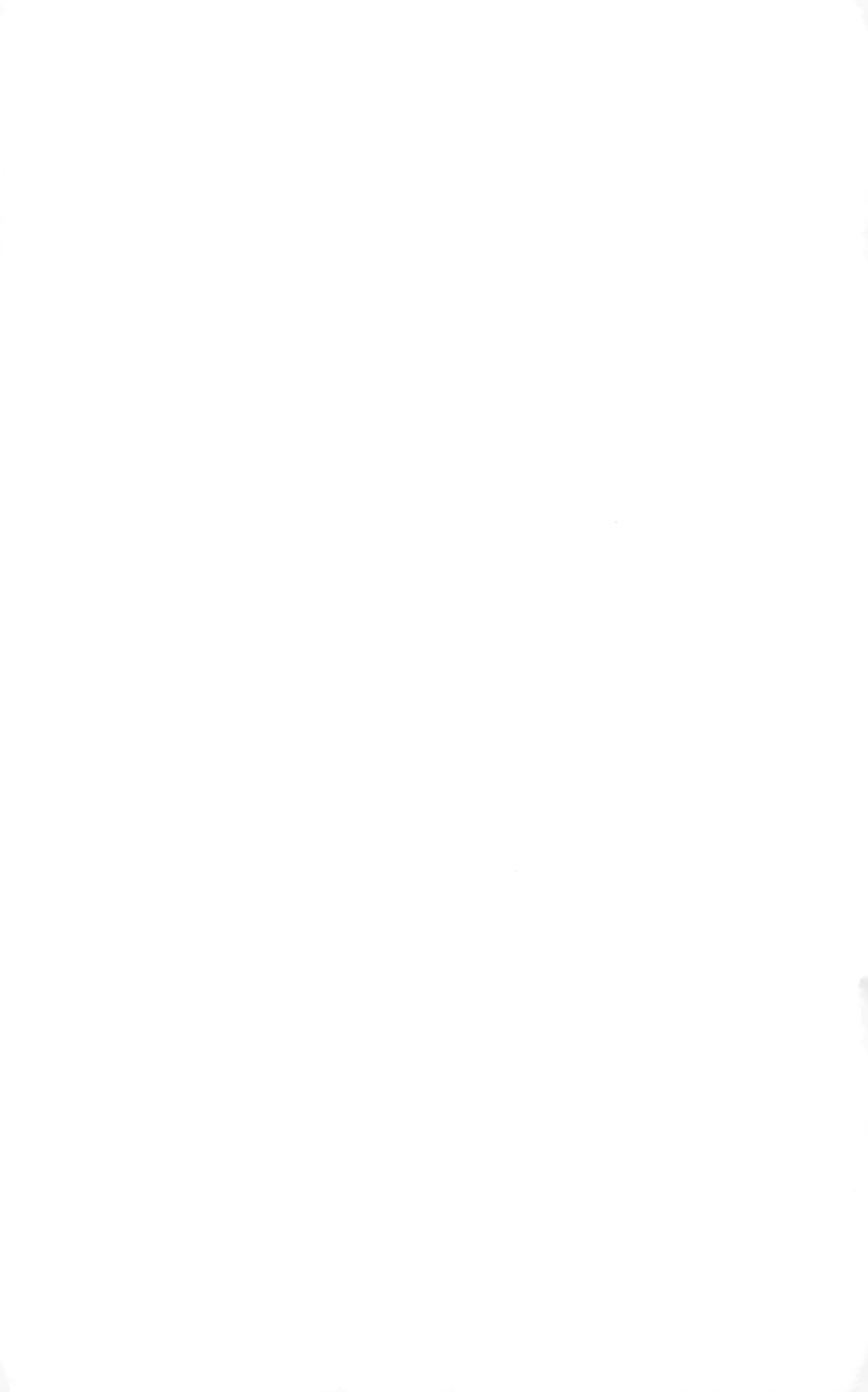

TABLE DES MATIÈRES

Paris. — A. PARENT, imp. de la Faculté de Médecine, r. M.-le-Prince, 29-31

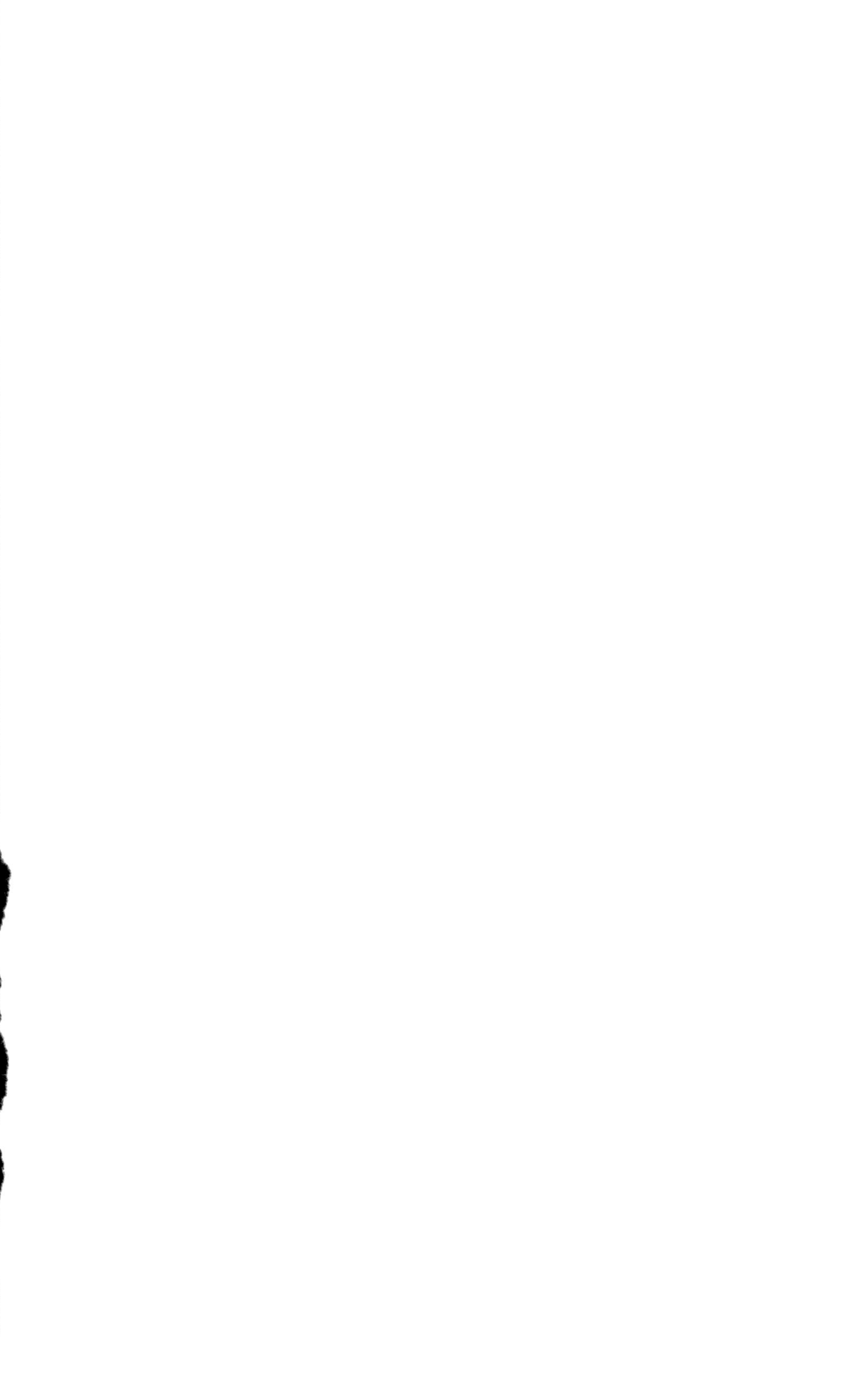

www.ingramcontent.com/pod-product-compliance
Ingram Content Group UK Ltd.
Pitfield, Milton Keynes, MK11 3LW, UK
UKHW021107220726
13924UKWH00004B/1569

9 782019 630188